INTERPRETAZIONE DI ECG

LA GUIDA FACILE E COMPLETA PER INFERMIERI,
STUDENTI PARAMEDICI, PROFESSIONISTI SANITARI,
PER IMPARARE A LEGGERE E INTERPRETARE L' ECG E
COME DIAGNOSTICARE E CURARE RAPIDAMENTE LE ARITMIE

SCRITTO DA:
NICOLAS ORWELL

© **Copyright 2021 - All rights reserved.**

The content contained within this book may not be reproduced, duplicated or transmitted without direct written permission from the author or the publisher.

Under no circumstances will any blame or legal responsibility be held against the publisher, or author, for any damages, reparation, or monetary loss due to the information contained within this book. Either directly or indirectly.

Legal Notice:

This book is copyright protected. This book is only for personal use. You cannot amend, distribute, sell, use, quote or paraphrase any part, or the content within this book, without the consent of the author or publisher.

Disclaimer Notice:

Please note the information contained within this document is for educational and entertainment purposes only. All effort has been executed to present accurate, up to date, and reliable, complete information. No warranties of any kind are declared or implied. Readers acknowledge that the author is not engaging in the rendering of legal, financial, medical or professional advice. The content within this book has been derived from various sources. Please consult a licensed professional before attempting any techniques outlined in this book.

By reading this document, the reader agrees that under no circumstances is the author responsible for any losses, direct or indirect, which are incurred as a result of the use of information contained within this document, including, but not limited to, errors, omissions, or inaccuracies.

Indice dei Contenuti

INTRODUZIONE **8**

CAPITOLO 1: ELETTROCARDIOGRAMMA (ECG) **10**

    TRACCIATO DELL'ELETTROCARDIOGRAMMA 11

    INTERVALLI DELL'ELETTROCARDIOGRAMMA 13

    ELETTROCARDIOGRAFO: PRINCIPI TECNICI 14

    INTERVALLI E SEGMENTI 15

    GUIDA PASSO-PASSO ALL'ECG 16

    I TIPI DI ECG 17

    NOTE GENERALI SUGLI ASPETTI TECNICI DELL'ECG 18

CAPITOLO 2: TRACCIATO ECG **20**

    PRECISIONE DELL'ALGORITMO 21

    CONTROINDICAZIONI E RISCHI DELL'ECG 22

    LIMITI DELL'ECG 23

    SISTEMA DI CONDUZIONE ELETTRICA DEL CUORE 24

CAPITOLO 3: I PRINCIPI FONDAMENTALI DEL RITMO CARDIACO **28**

    ELETTROLITI E LIVELLI DI CONCENTRAZIONE 29

    DEPOLARIZZAZIONE E RIPOLARIZZAZIONE 31

CAPITOLO 4: NODO SENOATRIALE **36**

    SISTEMA DI CONDUZIONE INTERNODALE 37

    SISTEMA DI CONDUZIONE INTERATRIALE 40

CAPITOLO 5: NODO ATRIOVENTRICOLARE (AV) **42**

    IL FASCIO ATRIOVENTRICOLARE (AV) 43

    RAMO DESTRO E SINISTRO DEL FASCIO 44

    FIBRE DI PURKINJE 46

CAPITOLO 6: FISIOLOGIA DEI NODI SA E AV 50

Nodo Senoatriale 51
Nodo Atrioventricolare 53
Generazione e Conduzione di Impulsi 55

CAPITOLO 7: RITMO E FREQUENZA CARDIACA 56

Capire la Frequenza Cardiaca con i Numeri 57
Perché Cambia la Frequenza Cardiaca? 57
Come Misurare la Frequenza Cardiaca? 60

CAPITOLO 8: ARITMIA 64

Fattori di Rischio per l'Aritmia 65
Sintomi dell'Aritmia 66
Come Curare l'Aritmia? 67
Prevenire l'Aritmia 70
Complicazioni dell'Aritmia 70

CAPITOLO 9: ARITMIA DEL NODO SENOATRIALE (SA) 72

Sintomi di Aritmia del Nodo Senoatriale (SA) 73
Cause di Aritmia del Nodo Senoatriale (SA) 74
Fattori di Rischio per Aritmia del Nodo Senoatriale (SA) 75
Complicazioni di Aritmia del Nodo Senoatriale (SA) 76
Aritmia del Nodo Atrioventricolare (AV) 76
Bradiaritmia: Malattie del Nodo Atrioventricolare 77
Sintomi di Bradiaritmia 78
Tipi di Bradiaritmia 79

CAPITOLO 10: ARITMIA ATRIALE 80

Tipi di Aritmia Atriale 81
Cause di Fibrillazione Atriale 84

FATTORI DI RISCHIO DI FIBRILLAZIONE ATRIALE 86

COMPLICAZIONI DI FIBRILLAZIONE ATRIALE 87

CAPITOLO 11: ARITMIA VENTRICOLARE 90

SINTOMI DI ENTRAMBI I TIPI DI ARITMIA VENTRICOLARE 91

CAUSE DI ARITMIA VENTRICOLARE 92

TIPI DI ARITMIA VENTRICOLARE 93

TEST INDICATIVI PER ARITMIA VENTRICOLARE 95

CAPITOLO 12: RITMO/ARITMIA GIUNZIONALE 98

TRATTAMENTO/MANTENIMENTO DEL RITMO GIUNZIONALE 100

CAPITOLO 13: MALATTIE CARDIOVASCOLARI COMUNI 102

CONCLUSIONE 106

Introduzione

Il cuore è un organo complesso e gioca un ruolo significativo e importante nel funzionamento generale del corpo umano. Per misurare la sua attività elettrica, è nato l'elettrocardiogramma. Un elettrocardiogramma (chiamato anche ECG) è un test medico-diagnostico che, come detto, registra l'attività elettrica del cuore durante un determinato periodo di tempo. Misura il potenziale elettrico del cuore in una o più derivazioni, più comunemente almeno sei. La derivazione usata normalmente dipende da vari fattori come l'età, il sesso e la posizione dell'arto dominante, ma tipicamente negli adulti si usano le derivazioni da I (spalle) a V (caviglie). Nei bambini, gli elettrodi possono essere posizionati anche sulla fronte per alcuni test.

I potenziali elettrici coinvolti nella depolarizzazione e ripolarizzazione del cuore sono relativamente grandi, nell'intervallo da decine a centinaia di millivolt (rispetto a circa 10 volt per altri muscoli). I potenziali possono essere rilevati da elettrodi applicati alla superficie della pelle. L'elettrocardiogramma (ECG) risultante è un grafico della tensione rispetto al tempo. Le onde dell'ECG viste su un monitor ECG appariranno come linee grigie, che rimbalzano sullo schermo come onde nell'acqua. L'elettrocardiogramma funziona in un processo molto sistematico e spesso può essere affascinante imparare le indicazioni di ogni risultato che produce. Come tale, dover esaminare vari grafici sul ritmo regolare del cuore è il primo passo per utilizzare un elettrocardiogramma in modo che, quando appaiono i risultati, qualsiasi irregolarità possa essere osservata e annotata, portando di conseguenza a una diagnosi e a un trattamento più veloci.

Prima di comprendere veramente l'ECG, è imperativo sottoporsi a una serie di lezioni sulla cardiofisiologia di base, la depolarizzazione e la ripolarizzazione del cuore, ecc... perché sono legate a vari aspetti dell'elettrocardiogramma, comprese le forme d'onda dell'elettrocardiogramma, gli intervalli e simili.

Migliorare le proprie conoscenze sull'ECG può essere vantaggioso, specialmente quando si hanno problemi di cuore o se si conosce qualcuno che ne ha uno, perché ha una serie di scopi che possono aiutare milioni di persone in tutto il mondo. Un'altra cosa buona dell'ECG è che è una procedura non invasiva che registra una rappresentazione grafica degli impulsi elettrici che provengono sia dagli atri che dai ventricoli, mentre generano correnti elettriche in varie aree del cuore, e poiché l'ECG è una procedura non invasiva, viene ampiamente utilizzato negli ospedali e negli studi medici. Non è un'apparecchiatura intimidatoria, il che è un bene per i pazienti che si lasciano intimidire facilmente da queste cose. Inoltre, è anche usato per monitorare il battito cardiaco di una persona durante l'esercizio, lo stress o l'attività fisica.

L'ECG può essere usato per fare una diagnosi quando c'è un ritmo cardiaco anormale. In alcuni casi, l'interpretazione dell'ECG è usata per determinare se si sta avendo un infarto, ma in tutti i casi, aiuta a pianificare il trattamento in base al problema specifico rilevato. L'ECG rileva molte condizioni come aritmie e altri problemi cardiovascolari, quindi gioca veramente un ruolo importante nel sistema sanitario.

CAPITOLO 1:

Elettrocardiogramma (ECG)

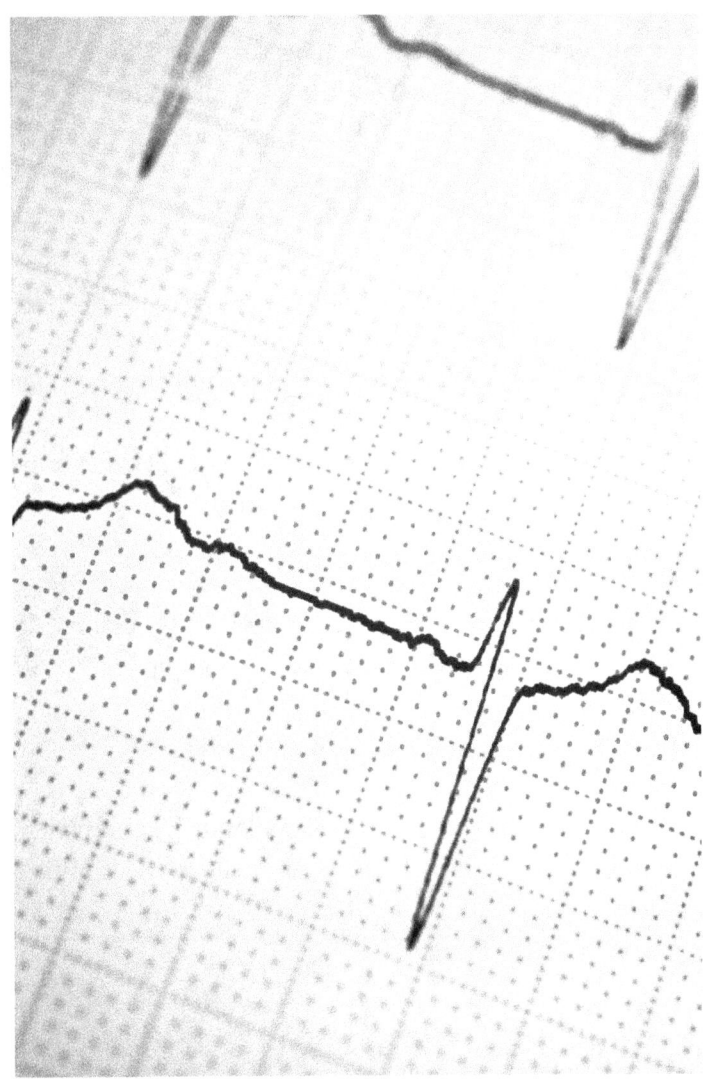

Tracciato dell'Elettrocardiogramma

L'attività elettrica del cuore viene registrata con un grafico chiamato elettrocardiogramma (ECG). Questa misura dell'attività elettrica del cuore può essere utile per rilevare malattie come la fibrillazione atriale e la rilevazione del normale ritmo cardiaco. Può anche essere usato per monitorare gli effetti dei farmaci.

Un'onda è una deviazione positiva o negativa da una linea di base che mostra una particolare circostanza elettrica. Le onde su un ECG sono le seguenti: onda P, onda Q, onda R, onda S, onda T e onda U.

Tutte e quattro le camere del cuore hanno modelli specifici per la loro attività elettrica. Il principale è noto come onda P, che mostra la depolarizzazione degli atri e illustra come si stanno contraendo. Questa inizia in un punto specifico del tracciato ECG e si muove attraverso esso in pochi secondi, producendo una linea grigia che viaggia verso destra. L'onda P è rappresentata da una deviazione positiva, di solito nell'area della tensione più alta sul grafico. L'elettrocardiogramma continua a leggere e registrare un battito cardiaco dopo l'altro.

La prima composizione nell'elemento QRS è l'onda Q ed è la deflessione iniziale verso il basso dopo l'onda P. L'onda Q non è visibile quando la deflessione iniziale del complesso QRS è in posizione verticale. La persona normale avrà una piccola onda Q nella maggior parte delle derivazioni ECG, ma non in tutte.

La ripolarizzazione ventricolare provoca un'onda T, che avviene anche dopo il complesso QRS. Il più delle volte, nelle derivazioni, le onde T devono essere in posizione verticale, eccetto aVR e V1. Inoltre le onde T sono normalmente asimmetriche.

La deflessione iniziale verso il basso del complesso QRS che avviene dopo l'onda R è l'onda S. Tuttavia, l'onda S può non essere visibile in tutte le derivazioni ECG.

L'onda R è la prima deflessione verso l'alto dopo l'onda P. L'onda R rappresenta la depolarizzazione ventricolare precoce.

Ci sono due tipi fondamentali di forme d'onda elettrocardiografiche (ECG).

Il primo è il ritmo sinusale, noto anche come ritmo sinusale normale, che è un'onda sinusoidale liscia con un'ampiezza regolata per ogni battito cardiaco. Questo tipo di ritmo cardiaco si stabilisce nell'utero e non cambia per tutta la vita.

Il secondo tipo di forma d'onda ECG è la depolarizzazione prematura ventricolare o tachicardia ventricolare (VT). La tachicardia ventricolare è un ritmo che ha origine nei ventricoli e si manifesta come una deviazione molto più piccola che spesso è difficile da rilevare o addirittura assente.

Questo tipo di forma d'onda ECG può essere visto in pazienti con malattie cardiache, tra cui insufficienza cardiaca, malattie cardiache valvolari e infarto del miocardio.

Il complesso QRS rappresenta un elettrogramma intracardiaco dal ventricolo destro.

Il complesso QRS misura la sommatoria dei potenziali elettrici del ventricolo destro, filtrati dal sistema di semi-difesa. Il potenziale elettrico che emana dalla parete ventricolare è misurato dall'accoppiamento capacitivo su una superficie miocardica conduttiva e viene misurato come tensione.

Ad ogni ciclo cardiaco, questo potenziale viene trasferito in una forma d'onda di tensione in cui 180 gradi rappresentano il trasferimento completo della carica.

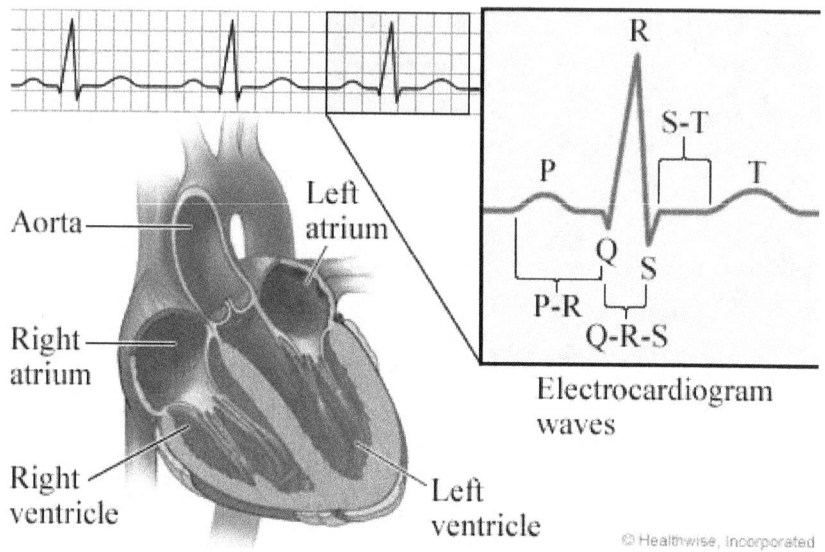

Intervalli dell'Elettrocardiogramma

Un ECG consiste negli intervalli che indicano il tempo tra due specifici eventi ECG. Gli intervalli comunemente misurati su un ECG includono l'intervallo PR, l'intervallo QRS (chiamato anche durata QRS), l'intervallo QT e l'intervallo RR.

L'intervallo PR è rappresentato dal tempo tra l'onda P e il complesso QRS, mentre il complesso QRS rappresenta la contrazione dei ventricoli nel tempo. Queste linee mostrano anche i cambiamenti di tensione da positivo a negativo. I complessi QRS hanno anche una forma specifica che può essere tracciata su un grafico standardizzato e misurata in lunghezza, chiamata intervallo QT. Questo rappresenta la depolarizzazione complessiva di tutte e quattro le camere del cuore (atri e ventricoli destro e sinistro) e le loro contrazioni nel tempo. I ventricoli sono le camere più grandi e importanti del cuore e pompano il sangue nel resto del corpo. Di conseguenza, la loro attività elettrica è molto più complessa di quella degli atri, che pompano il sangue solo ai polmoni. I ventricoli hanno anche un intervallo QT relativamente lungo rispetto alle altre attività elettriche del cuore.

L'intervallo QT rappresenta la depolarizzazione complessiva di tutte e quattro le camere del cuore (atri e ventricoli destro e sinistro) e le loro contrazioni nel tempo. Questo intervallo può essere prolungato a causa di farmaci che influenzano il sistema nervoso autonomo, specialmente i beta-bloccanti, che rallentano la conduzione cardiaca. Anche alcune sostanze chimiche presenti nel cibo possono produrre un prolungamento dell'intervallo QT.

Il segmento S-T riflette le informazioni importanti sulla ripolarizzazione dei ventricoli.

I valori approssimativi per gli intervalli normali sono i seguenti:

- L'intervallo PQ (PR) è di 0,16 secondi
- L'intervallo QT è di 0,3 secondi
- L'intervallo QRS è di 0,08 secondi
- L'intervallo ST è di 0,1 secondi.

Elettrocardiografo: Principi Tecnici

L'elettrocardiografo utilizza una serie di elettrodi attaccati al corpo, fissati in punti specifici con cerotti adesivi che inviano impulsi elettrici attraverso il corpo. Queste registrazioni di impulsi elettrici sono poi analizzate da un computer per determinare se ci sono o meno anomalie.

Gli elettrodi sono attaccati in posizioni specifiche del corpo, che sono diverse a seconda del tipo di elettrocardiografo che si sta utilizzando. Di solito è composto da tre elettrodi posizionati uno sul braccio destro, uno sul braccio sinistro e uno sulle gambe per misurare i segnali dai muscoli cardiaci esterni o dagli arti. Questa misurazione è chiamata elettrocardiogramma, o ECG.

La tecnologia dell'elettrocardiografo si basa sul movimento della carica elettrica e sull'attività del cuore. Il principio di base della tecnologia dell'elettrocardiografo è quello di rilevare l'attività del cuore usando elettrodi attaccati al corpo. Mentre gli impulsi elettrici viaggiano attraverso i tessuti del corpo, una piccola frazione di questa corrente viene registrata dagli elettrodi attaccati alla pelle e convertita dalla macchina in modelli riconoscibili. Questi segnali sono utilizzati per diagnosticare problemi cardiaci, in particolare aritmie e insufficienza cardiaca.

L'elettrocardiografo è la tecnologia utilizzata nella misurazione della frequenza cardiaca, del ritmo e dell'attività elettrica. Utilizza un interruttore per percepire gli impulsi elettrici. L'interruttore interrompe la corrente quando percepisce un impulso.

Intervalli e Segmenti
Segmento ST

Il segmento ST che segue il QRS e termina all'inizio dell'onda T è il periodo in cui i due ventricoli sono interamente depolarizzati.

Intervallo QT

L'intervallo QT mostra il periodo in cui avvengono le due depolarizzazioni e ripolarizzazioni ventricolari. Quindi stima approssimativamente la durata di un potenziale d'azione ventricolare medio. Questo intervallo può variare da 0,20 a 0,40 secondi, a seconda della frequenza cardiaca. A frequenze cardiache elevate, i potenziali d'azione ventricolari si accorciano in durata, il che diminuisce l'intervallo QT.

Guida Passo-Passo all'ECG

Nella pratica medica di base, l'ECG è usato più per un approccio clinico o al letto del paziente che per la ricerca. Tuttavia, può essere molto prezioso per fornire informazioni sui pazienti che vengono studiati tramite dispositivi invasivi come le scansioni SPECT (tomografia computerizzata a emissione di fotone singolo).

In un sistema ECG a 12 derivazioni, 12 elettrodi (1 per traccia) sono attaccati al corpo e collegati a varie derivazioni (V, V, V...V). Le 12 derivazioni sono numerate per aiutare nella categorizzazione dell'ECG, da I (braccio destro) a XII (braccio sinistro).

Le informazioni elettriche sono registrate come una serie di forme d'onda di tensione, note come "onde di derivazione". Ogni onda rappresenta un tipo diverso di impulso elettrico cardiaco. La forma, l'ampiezza e l'intervallo di tempo sono quindi specifici della regione del cuore che viene stimolata.

La chiave per determinare la forma d'onda corretta è l'interpretazione dei punti di giunzione, dove un'onda cambia in un'altra. Questi punti di giunzione sono noti come "punti" e "trattini". Per dimostrare quanto questi punti e linee siano critici nell'interpretazione dei tracciati, è stata creata una semplice legenda ECG conosciuta come "Six-Pack". Senza punti e linee, un singolo tracciato è solo un mucchio di linee casuali. Senza il Six-Pack, un'interpretazione potrebbe essere facilmente equivocata come normale o anormale.

Elettrodi e Derivazioni

Il numero di elettrodi attaccati al paziente e le derivazioni prodotte dalla configurazione degli elettrodi sono fattori importanti nella registrazione di un ECG. Ci sono una varietà di configurazioni di elettrodi che possono essere utilizzati per registrare un ECG, con elettrodi transtoracici (in ospedale) utilizzati più comunemente.

Gli elettrodi sono solitamente collocati in posizioni che rispecchiano la posizione della struttura del cuore. Per esempio, l'elettrodo inferiore destro può essere posizionato sopra il muscolo pettorale destro ed è noto come "derivazione V". Il braccio sinistro può essere usato come un altro elettrodo ed è noto come "derivazione aVF", che sta per "avanguardia" o braccio anteriore. Il braccio sinistro è posto sopra il cuore, che si trova sul lato sinistro del corpo

I Tipi di ECG

Ci sono due metodi principali per registrare un ECG: il digitale e il cartaceo.

Le strisce di carta svolgono un lavoro da scarso a discreto nella registrazione dei segnali. I tracciati ECG possono essere difficili da interpretare in molti pazienti, poiché non sono molto sensibili ai piccoli cambiamenti dell'attività elettrica. Questo spesso porta i medici a fare diagnosi errate e a interpretare male le letture dell'elettrocardiogramma (ECG).

Le strisce di carta sono influenzate dal rumore e sono facilmente contaminate, diventando soggette a deterioramento nel tempo. Un ECG cartaceo contiene solo tensione, che non è una rappresentazione accurata del segnale cardiaco.

Per questi motivi, gli ECG digitali (DEA) sono da preferire alla carta. La registrazione digitale dell'ECG permette una maggiore fiducia nell'accuratezza della registrazione. Il processo digitale fornisce un quadro più chiaro, con più informazioni e misurazioni più affidabili rispetto alle registrazioni cartacee.

Note Generali sugli Aspetti Tecnici dell'ECG

Il numero di elettrodi utilizzati in un ECG varia a seconda del tipo di applicazione in questione. Per esempio, un monitor Holter richiede tipicamente solo 2 elettrodi: il braccio destro e la gamba sinistra. Il posizionamento degli elettrodi avviene lungo tutta la lunghezza del cuore. I segnali che vengono registrati da questi elettrodi non sono limitati alla zona in cui sono attaccati. Come detto in precedenza, tutti gli elettrodi hanno dei conduttori che si diramano, aiutando nella loro registrazione. Il cuore dell'un uomo medio è lungo circa 16 cm e largo 7 cm. Non è possibile posizionare gli elettrodi sul cuore stesso, perché così facendo si creerebbero artefatti ad alta tensione che potrebbero distorcere la registrazione ECG.

CAPITOLO 2:

Tracciato ECG

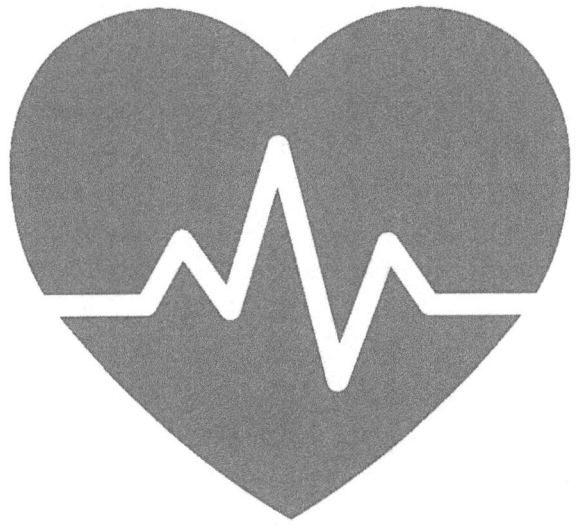

Precisione dell'Algoritmo

La precisione dell'algoritmo degli elettrocardiogrammi è la percentuale di battiti cardiaci rilevati correttamente, intesa dai segnali ricevuti da una macchina ECG. In media si ha un tasso di precisione intorno al 95%.

Gli elettrocardiogrammi sono registrazioni elettroniche utilizzate per registrare la conduzione elettrica all'interno del cuore umano. Di solito sono rilevate durante un test da sforzo cardiaco, ma possono anche essere utilizzati in altre situazioni, come il monitoraggio delle condizioni cardiache di un paziente prima e dopo un'operazione, così come nella consultazione cardiologica.

La precisione dell'algoritmo degli elettrocardiogrammi viene solitamente stabilita confrontando una registrazione presa dall'apparecchiatura di un ospedale con la stessa registrazione presa dalla sua fonte originale. La macchina ECG utilizzata per l'ospedale deve essere in grado di registrare accuratamente tutti gli elementi presenti nella registrazione originale. Questo viene fatto attraverso un processo noto come autocorrelazione. L'autocorrelazione è una misura della somiglianza tra due segnali e viene solitamente misurata in percentuale. La precisione di qualsiasi ECG registrato può essere misurata calcolando il coefficiente di proporzionalità tra due serie di dati, noto come coefficiente di correlazione. Un coefficiente di correlazione non corretto di 1 significherebbe che un interruttore nella macchina ECG cambierebbe il risultato finale del 100%. Un coefficiente di correlazione non corretto di 0,9999 significherebbe che la macchina ECG non ha mostrato alcuna differenza nel segnale registrato. Una buona macchina ECG dovrebbe avere un coefficiente di correlazione superiore a 0,8, idealmente inferiore a 0,9, che è considerato ottimale per il trasferimento accurato dei dati. La frequenza di questa corrispondenza perfetta è di circa una volta ogni cinque minuti in media.

Controindicazioni e Rischi dell'ECG

Ci sono alcune controindicazioni che si devono considerare quando si pensa di fare un elettrocardiogramma, tra cui:

- Se si ha subito di recente interventi chirurgici che possono aver influito sul cuore.
- Se si è a rischio di aritmia.
- Se si è incinta.
- Se si stanno assumento farmaci.
- Se si è allergici ai farmaci contenuti nella flebo usata per l'elettrocardiogramma.

I rischi associati a un elettrocardiogramma dipendono tipicamente dal tipo di attrezzatura utilizzata. L'ECG "fleck" o "spot" è forse uno dei tipi più sicuri di ECG, perché non richiede alcuna attrezzatura speciale per essere utilizzato. Mentre gli ECG a macchia sono generalmente sicuri, c'è ancora una possibilità che qualcuno possa ricevere una scossa elettrica a seconda di come viene posizionato. Per esempio, se qualcuno si appoggiasse alla persona sottoposta al test, potrebbe causare una scossa elettrica, arrecando così danni a entrambe le persone. Anche se questo tipo di rischio è raro, esiste e non può essere ignorato.

La versione a cerotto di un elettrocardiogramma è molto più rischiosa dell'ECG a macchia. La ragione per cui questo tipo di ECG è più rischioso è che richiede al paziente di sdraiarsi ed esporre il proprio corpo per registrare un ECG. Di conseguenza, c'è un rischio maggiore che qualcuno possa ricevere una scossa elettrica rispetto all'ECG a macchia. Inoltre, la quantità di tempo in cui qualcuno è esposto a un cerotto ECG può essere scomoda per alcune persone. Mentre il processo di attaccare un cerotto ECG non è tipicamente doloroso, può essere scomodo per alcune persone avere dei fili attaccati al corpo e stare sdraiati per un lungo periodo di tempo. Per queste ragioni, è importante che i medici che conducono ECG con cerotti abbiano sempre un occhio di riguardo per il paziente, in modo da poterlo avvisare se qualcosa va storto.

Infine, il tipo più rischioso di ECG è quello che coinvolge un "circuito integrato". Questo tipo di ECG è ancora più pericoloso perché richiede che il paziente sia legato a fili direttamente al medico. Di conseguenza, molte persone si preoccupano di farsi fare un circuito integrato. Tuttavia, mentre questo tipo di ECG può essere più rischioso, alcune persone lo preferiscono perché spesso hanno problemi con aghi e coaguli di sangue.

Limiti dell'ECG

Ci sono molti aspetti diversi di un ECG che devono essere analizzati per poter elaborare un piano di trattamento. Questo può portare a un ritardo nella diagnosi o addirittura a una diagnosi errata. È necessaria una formazione adeguata per saper interpretare gli ECG e questo richiede tempo ed esperienza. C'è sempre spazio per l'errore, soprattutto quando il medico sta guardando il tracciato ECG completo o tracciati multipli da diverse sessioni invece che una sola registrazione lunga. Inoltre l'ampia gamma di tracciati ECG normali rende difficile utilizzare il solo tracciato per giungere a una conclusione.

Le donne che prendono la pillola anticoncezionale sono state segnalate in alcuni studi per aver ridotto il rischio di fibrillazione atriale e flutter del 50%. I rischi di ictus, infarto e morte sembrano non essere influenzati dalla pillola anticoncezionale. Alle donne in età fertile si consiglia di utilizzare una forma non ormonale di controllo delle nascite per prevenire la gravidanza.

Sistema di Conduzione Elettrica del Cuore

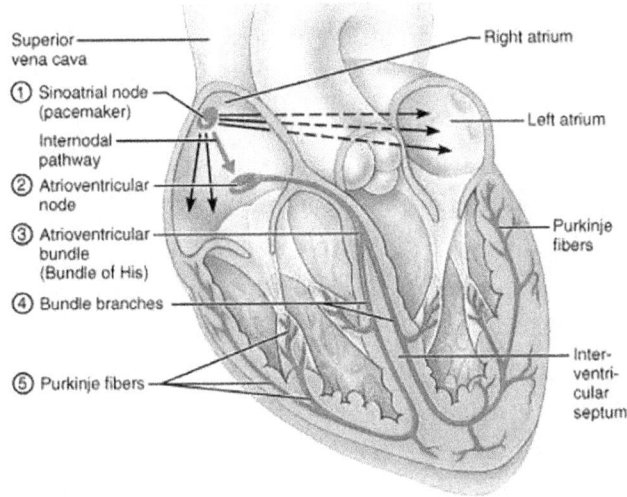

Il sistema di conduzione elettrica del cuore è la complessa serie di cellule conduttrici che fanno passare una corrente elettrica attraverso il corpo, principalmente per generare movimenti corporei e mantenere le funzioni normali. Il funzionamento e la struttura di questo sistema richiedono equilibrio tra la conduttanza elettrica e i canali ionici affinché il movimento avvenga senza problemi. Ci sono quattro diversi tipi di cellule che compongono questo sistema: le cellule pacemaker, le fibre di Purkinje, i nodi senoatriali e i nodi atrioventricolari (AVN). Questi quattro tipi di cellule svolgono un ruolo fondamentale nel funzionamento del cuore, segnalando l'attività elettrica e controllando diverse cellule muscolari. La conduzione elettrica nel cuore è controllata dalla contrazione del tessuto muscolare e gli impulsi elettrici sono inviati dalla parte superiore degli atri alla parte inferiore dei ventricoli attraverso fibre specializzate che portano questi segnali da una zona all'altra. Il miocardio è un componente importante in questo sistema, poiché agisce come un condotto di tessuto per trasportare le correnti elettriche e immagazzinare l'energia potenziale che attiva i muscoli cardiaci.

Il cuore è un organo di pompaggio che fornisce il flusso di sangue in tutto il corpo e mantiene l'omeostasi. Ha quattro camere chiamate atrio sinistro, atrio destro, ventricolo sinistro e ventricolo destro. Le quattro camere sono costituite da muscoli che hanno una membrana interna chiamata miocardio, che funziona come il sistema di una parete semipermeabile che permette lo scambio di ossigeno e nutrienti nel sangue. Gli atri destro e sinistro si aprono nei ventricoli, che contengono i muscoli responsabili del pompaggio del sangue. Lo scopo principale della circolazione del sangue è di distribuire l'ossigeno, le sostanze nutritive, gli ormoni e altre sostanze chimiche nel corpo e di controllare la loro concentrazione. Il cuore è stimolato a contrarsi da una reazione a catena che coinvolge il nodo senoatriale (nodo SA) situato nella camera superiore destra del cuore. Questa è una regione altamente specializzata, che inizia la conduzione del battito cardiaco attraverso i segnali intercamerali che vengono inviati alla parte inferiore dei ventricoli (fibre di Purkinje). Questi impulsi sono inviati in entrambe le direzioni e condotti rapidamente.

Il nodo senoatriale ha un ruolo importante nel sistema di conduzione elettrica del cuore. Si trova tra due diversi tipi di cellule chiamate cellule "pacemaker" e cellule "contrattili". Il nodo SA controlla e regola il ritmo con cui il cuore batte ed è composto da circa 100.000 cellule. Questa regione riceve un numero immenso di stimoli elettrici e riempie l'intera parete atriale con un disegno a rete.

Il nodo SA ha molte funzioni importanti per quanto riguarda il sistema di conduzione, controllando la frequenza dei battiti. Lo scopo è quello di regolare il flusso sanguigno per assicurare che il cuore non vada in aritmia. La divisione parasimpatica del nervo vago è la causa di questo. Il nodo SA riceve anche informazioni dalla porzione superiore dei ventricoli attraverso fibre speciali (fibre di Purkinje) ed è responsabile della ricezione di queste informazioni. Questo permette di creare un loop che porterà alla contrazione del miocardio e all'attivazione di vari tessuti muscolari in tutto il corpo.

Lo scopo delle fibre di Purkinje è di condurre gli impulsi elettrici dal nodo senoatriale alla parte inferiore dei ventricoli. Questo permette una conduzione rapida e una contrazione regolare dei muscoli cardiaci in tutto il corpo. Le fibre di Purkinje sembrano spine o rami che escono da un unico punto. Le cellule che compongono ogni fibra sono anche chiamate "fibre di Purkinje" a causa del loro aspetto simile. Queste fibre si trovano nella parete anteriore e posteriore del ventricolo, il che permette di condurre l'impulso elettrico in tutta l'area. La conduzione degli impulsi elettrici permette anche ai muscoli cardiaci di contrarsi e questo causa l'aumento della pressione sanguigna. I ventricoli, situati tra gli atri, sono responsabili dell'avvio della contrazione e del pompaggio del sangue ossigenato in tutto il corpo. Il ventricolo sinistro è più grande del ventricolo destro, poiché il suo scopo è ricevere il sangue ossigenato dagli atri, che viene poi trasportato in tutto il corpo. Il sangue ossigenato trasporta una maggiore concentrazione di nutrienti, ormoni e altre importanti sostanze chimiche ai muscoli e agli organi che ne hanno bisogno. Il ventricolo destro ha la funzione opposta. Trasporta il sangue deossigenato dall'arteria polmonare ai polmoni, dove può essere riossigenato attraverso uno scambio gassoso.

I ventricoli si contraggono attraverso un aumento di energia potenziale. Prima di contrarsi, il cuore si riempie di una grande quantità di sangue come risultato della contrazione del muscolo scheletrico e del rilassamento del muscolo liscio nelle vene che permettono al sangue di fluire nel cuore. Riceve molto ossigeno e sostanze nutritive che vengono trasportate nei tessuti dai vasi sanguigni. Questo contratto è dovuto a segnali elettrici che vengono inviati attraverso un impulso dal nodo seno-atriale. Il segnale poi si fa strada verso il nodo atrioventricolare e giù fino ai ventricoli. Il segnale che viene ricevuto nei ventricoli dice loro di contrarsi.

È qui che entra in gioco il ventricolo sinistro. Il ventricolo sinistro è responsabile della ricezione del sangue ossigenato dagli atri e del rilascio di una grande quantità di sangue nella cavità toracica. Questo è ciò che permette al sangue di circolare in tutto il flusso sanguigno. Il ventricolo sinistro si contrae a causa della trasmissione di impulsi nervosi che lo fanno passare attraverso una contrazione sistolica.

CAPITOLO 3:

I Principi Fondamentali del Ritmo Cardiaco

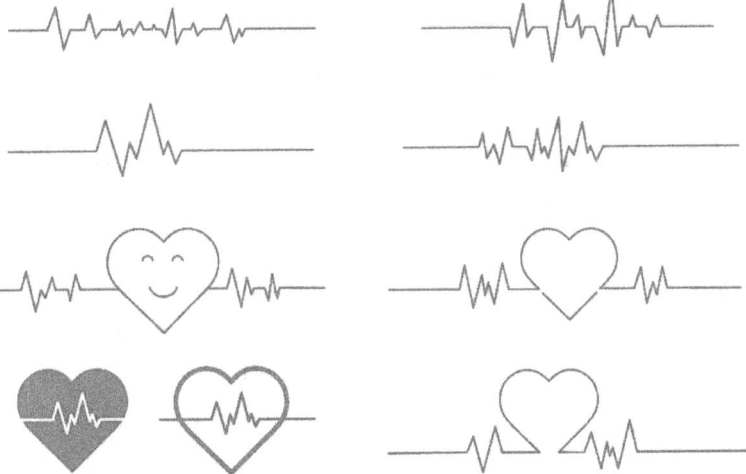

Elettroliti e Livelli di Concentrazione

Ci sono due aspetti importanti del sistema cardiovascolare che gli studi sulla variabilità della frequenza cardiaca hanno dimostrato di migliorare. Questi due aspetti sono i meccanismi omeostatici e simpatici del cuore. Il primo funziona per fornire un ritmo costante ed equilibrato, mentre il secondo accelera o rallenta il sistema in base al cambiamento delle condizioni. Per rimanere in salute, è essenziale che questi due meccanismi lavorino in armonia tra loro, ma quando non lo fanno, i problemi possono essere causati da squilibri elettrolitici.

Gli elettroliti sono ioni con minerali che possono condurre e produrre elettricità quando sono dissolti in acqua. Questi includono potassio, sodio, magnesio, calcio, fosfati e cloruro. Quando l'equilibrio degli elettroliti è compromesso da troppo poco o troppo di uno o più di questi ioni presenti nel sangue o nei fluidi corporei, può portare a gravi problemi di salute come infarti e aritmie. Questo squilibrio può verificarsi per una serie di motivi, tra cui la disidratazione, l'eccessiva sudorazione da esercizio fisico, malattie renali, disidratazione o altri squilibri alimentari.

Un normale livello di concentrazione di elettroliti nel sangue è di circa 1,5-2,5 meq/L (milliequivalenti per litro). Troppo sodio e troppo poco potassio nel sangue sono cause comuni di aritmie cardiache, e la carenza di elettroliti può verificarsi a causa di vomito o diarrea prolungati. Questi squilibri elettrolitici possono causare uno squilibrio sufficiente a influenzare negativamente il cuore, motivo per cui è essenziale che il corpo mantenga l'equilibrio.

Il sodio e il potassio sono comunemente usati come elettroliti in alcuni alimenti come il sale e lo zucchero. Questi due minerali sono importanti per il funzionamento del cuore, quindi qualsiasi carenza alimentare di questi minerali avrà un effetto negativo sulla capacità del cuore di funzionare correttamente. È quindi importante bilanciare una dieta squilibrata con l'uso di questi alimenti per mantenere il giusto equilibrio di elettroliti.

La variabilità della frequenza cardiaca e l'equilibrio degli elettroliti sono strettamente legati, ed è per questo che la variabilità della frequenza cardiaca è così importante quando si valuta la salute del cuore. Affinché il corpo mantenga l'omeostasi, devono esserci quantità di elettroliti che si spostano costantemente in tutti i tessuti del corpo attraverso piccoli cambiamenti nel volume dei fluidi e piccoli cambiamenti nell'osmolarità dei fluidi (concentrazione di volume). Il cuore non fa eccezione e deve subire anche questi cambiamenti. Quando ci sono piccoli cambiamenti nei fluidi corporei, il cuore accelera o rallenta naturalmente senza che una persona ne sia consapevole. Questo è uno dei motivi per cui la variabilità della frequenza cardiaca è così importante, perché può essere usata come un segno di squilibri elettrolitici nel corpo, che possono causare squilibri elettrolitici nel cuore se non vengono trattati.

Gli studi sulla variabilità della frequenza cardiaca possono aiutare a identificare i cambiamenti elettrofisiologici che si verificano prima che sorgano problemi cardiaci, che possono essere utilizzati come indicatore per sviluppare piani di trattamento per i pazienti a rischio. Questo viene fatto monitorando l'attività del cuore e valutando i cambiamenti nel ciclo cardiaco. Questi studi sono più comunemente eseguiti quando si crede che ci sia una certa instabilità elettrica o suscettibilità nel cuore.

Le concentrazioni di elettroliti e il volume dei fluidi sono una parte essenziale dell'omeostasi, quindi è necessario mantenere questo equilibrio perché il corpo sia sano. I cambiamenti negli elettroliti possono avere un effetto profondo sulla capacità del cuore di funzionare correttamente, e questo è il motivo per cui è importante per una persona tenere traccia delle concentrazioni di elettroliti nel proprio corpo. Questo può essere fatto attraverso esami del sangue che valutano come gli elettroliti stanno cambiando e come il corpo sta funzionando bene. Tracciando questi livelli, una persona può identificare le anomalie prima che diventino abbastanza gravi da causare aritmie o altri problemi cardiaci.

Depolarizzazione e Ripolarizzazione

La depolarizzazione e la ripolarizzazione nel cuore sono processi che si verificano quando un impulso elettrico, o potenziale d'azione, viene inviato lungo un assone di un neurone.

Questo processo è necessario per il battito del cuore e mostra il suo ruolo cruciale nel fornire segnali vitali a tutte le parti del corpo.

In condizioni normali, la depolarizzazione inizia con un afflusso di ioni caricati positivamente dalle cellule esterne nella membrana interna di una cellula neuronale.

Questo afflusso di ioni positivi è chiamato potenziale d'azione. Un potenziale d'azione viaggia lungo l'assone verso la terminazione nervosa chiamata pulsante sinaptico.

Al pulsante sinaptico, questa carica rifluisce nel nervo da cui proviene. Questo semplice flusso di carica funge da innesco per suscitare un altro afflusso di ioni caricati positivamente nella membrana del neurone, creando un nuovo potenziale d'azione. Questo processo di depolarizzazione continuerà fino a quando non ci saranno più potenziali d'azione e avverrà la ripolarizzazione. La ripolarizzazione è il flusso di ioni caricati positivamente di nuovo fuori dalla membrana del neurone. Questo processo crea un ritorno al normale stato di riposo di un neurone.

Il cuore ha il suo insieme di cellule specializzate che gli permettono di battere ritmicamente e continuamente dalla nascita alla morte. Queste cellule sono chiamate cellule muscolari cardiache o miociti. A differenza delle cellule muscolari scheletriche, non si contraggono in seguito a stimoli nervosi, ma piuttosto attraverso segnali elettrici da sole. Queste cellule cardiache hanno anche una vita media di circa cento giorni, anche se possono avere la capacità di resistere per un periodo di otto anni o più. Circa un miliardo di cellule del muscolo cardiaco muoiono ogni giorno, e il corpo è in grado di sostituirle in poche settimane.

Le cellule del muscolo cardiaco sono polarizzate come i neuroni, e gli ioni negativi entrano nella cellula e gli ioni positivi ne escono durante la depolarizzazione. Le cellule muscolari cardiache generano anche potenziali d'azione che sono necessari per stimolare la contrazione cardiaca. Queste cellule cardiache sono anche collegate alle camere atriali e ventricolari che sono responsabili del pompaggio del sangue nel corpo e anche fuori di esso.

Nel cuore, la depolarizzazione è una serie di eventi elettrici sequenziali che si verificano nelle cellule muscolari cardiache. I potenziali d'azione iniziano viaggiando lungo le fibre assoniche di un neurone alfa-GABA fino alle terminazioni nervose chiamate pulsanti sinaptici. La depolarizzazione inizia con un afflusso di ioni sodio nella membrana, seguito da una risposta di ioni potassio che si spostano nella cellula. L'afflusso di ioni sodio innesca l'afflusso di ioni positivi nella cellula, causando una carica positiva all'interno della cellula.

L'impulso viaggia verso l'endplate e torna all'inizio o all'origine del potenziale d'azione alla sua origine o sinapsi. Il potenziale d'azione poi si depolarizza ulteriormente come risultato di un afflusso di ioni calcio innescato dall'apertura dei canali del sodio all'endplate. Questo è noto come una risposta graduata. I canali che si aprono e chiudono in queste proteine di membrana sono membrane gated perché controllano ciò che può passare attraverso di loro. Di conseguenza, la depolarizzazione di una cellula può essere potenziata in modo tale che ci vorrà meno stimolo per invertire il meccanismo e generare un altro potenziale d'azione.

La ripolarizzazione inizia con un efflusso di ioni positivi dalla membrana interna della cellula. Ciò è dovuto all'apertura dei canali ionici del potassio al loro stato di riposo, nonché all'apertura delle pompe di scambio sodio-potassio. Questo crea una carica negativa all'interno della membrana. Questa diminuzione della carica positiva causa l'inattivazione dei canali ionici del potassio, e anche le pompe sodio-potassio si spengono.

La funzione principale della maggior parte delle cellule del muscolo cardiaco è la contrazione cardiaca. I potenziali d'azione sono inviati lungo le fibre assoniche dei neuroni alfa-GABA alle terminazioni nervose chiamate pulsanti sinaptici, dando inizio a questo processo di depolarizzazione e ripolarizzazione.

Gli ioni calcio vengono rilasciati dal reticolo sarcoplasmatico durante la depolarizzazione per attivare i canali del sodio nella membrana cellulare. Questo innesca un afflusso di ioni sodio caricati positivamente nelle membrane cellulari. Questi ioni di sodio creano una carica positiva all'interno della membrana cellulare che provoca una potente ripolarizzazione sul lato interno della membrana. Questo aumenta il potenziale di riposo delle cellule muscolari cardiache e crea un aumento dell'eccitabilità.

Dopo che i canali del sodio si chiudono, gli ioni di calcio si diffondono fuori dalla cellula così come i canali di scambio sodio-potassio. Questo provoca un efflusso di ioni di potassio dall'interno della cellula, con conseguente depolarizzazione o ritorno allo stato di riposo. Questo processo di ripolarizzazione permette al cuore di ricominciare a battere.

Le cellule cardiache sono in grado di generare potenziali d'azione anche senza stimolazione da parte dei nervi perché hanno i loro propri meccanismi che permettono loro di farlo. Le cellule muscolari cardiache usano ioni di potassio e canali ionici per generare questi potenziali d'azione.

Quando i cardiomiociti del cuore si contraggono, producono una potente contrazione muscolare che causa una rapida dilatazione dei vasi sanguigni nel cuore. Questo fa sì che il cuore si riempia di sangue. Parte di questo sangue viene espulso dal cuore attraverso la contrazione, mentre il resto rimane nel cuore, in circolazione. Le cellule muscolari cardiache di altri organi, come le cellule muscolari lisce, non hanno questa capacità a causa della mancanza di questi canali ionici.

Le cellule muscolari cardiache sono anche note per la loro automaticità. Questa automaticità è conosciuta come pacemaking e si verifica quando l'attività elettrica spontanea della depolarizzazione della membrana cellulare genera un ritmo o un battito che si verifica da solo senza l'influenza degli impulsi nervosi. Questa automaticità è dovuta alle proprietà di ripolarizzazione delle cellule muscolari cardiache.

Le cellule muscolari cardiache contengono corpi densi che agiscono come pacemaker nella cellula. Questi sono anche chiamati dischi intercalati, e si trovano vicino alle giunzioni delle fibre delle cellule. Questi corpi densi generano potenziali d'azione spontanei attraverso l'inattivazione dei canali del potassio e l'attivazione dei canali del sodio quando si raggiunge il potenziale di riposo. Questo provoca un afflusso o ingresso di cariche positive nella membrana cellulare, causando depolarizzazione e rapida ripolarizzazione.

CAPITOLO 4:

Nodo Senoatriale

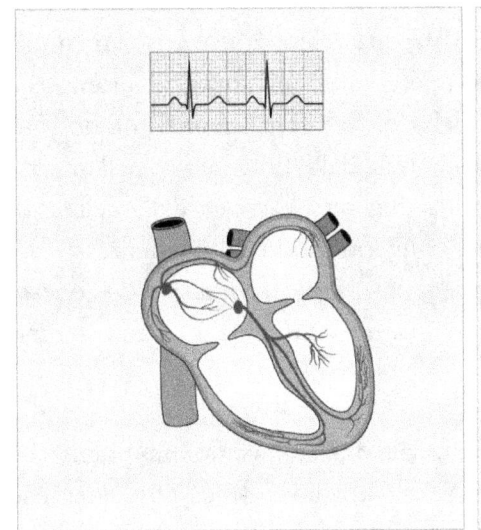 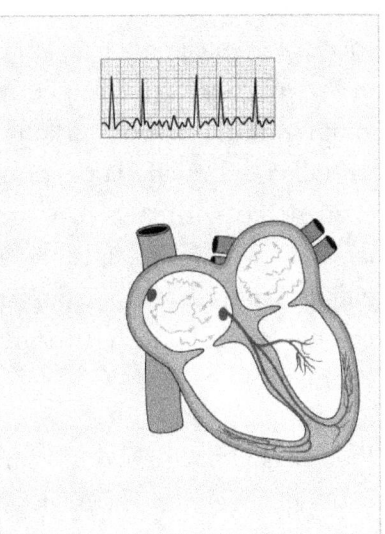

Sistema di Conduzione Internodale

Il percorso di conduzione internodale, chiamato anche percorso di conduzione assiale, è una sequenza di fibre nervose mielinizzate e non mielinizzate in un nervo periferico. I percorsi internodali forniscono la guaina mielinica per mantenere una rapida conduzione degli impulsi da un'estremità all'altra del nervo periferico. Quando un impulso raggiunge un internodo è quando passa da una regione di isolamento mielinico a un'altra o da una regione senza isolamento a un'altra regione con isolamento. Il percorso di conduzione internodale comprende gli assoni "diretti" del nervo e i segmenti "anteriori" o ventrali che formano la porzione centrale delle fibre nervose all'interno di un nervo periferico. Una guaina mielinica è creata dalle cellule di Schwann e si forma intorno ad ogni internodo al suo ingresso nel midollo spinale. Gli assoni rimangono non mielinizzati in queste regioni; cioè, sono elettricamente attivi da soli ma non hanno isolamento.

Il percorso di conduzione internodale inizia quando un potenziale d'azione raggiunge la regione senza mielina delle fibre nervose "anteriori" o ventrali e innesca un altro potenziale d'azione. Questo è il modo in cui il potenziale d'azione può essere propagato da un'estremità di un nervo periferico all'altra, che a sua volta è il modo in cui i nostri nervi conducono gli impulsi. La mielina agisce come un isolante, impedendo la dispersione elettrica da un internodo all'altro attraverso l'assone. Questo è importante per la conduzione degli impulsi attraverso un nervo in quanto permette la rapida conduzione degli impulsi senza essere influenzati da altri stimoli.

Il percorso di conduzione internodale può anche essere pensato come una porzione non mielinizzata di un nervo mielinizzato. La via di conduzione internodale si trova nelle regioni centrali tra i gangli della radice dorsale e i nervi periferici. Il percorso di conduzione internodale inizia quando un potenziale d'azione raggiunge la regione senza mielina delle fibre nervose "anteriori" o ventrali e innesca un altro potenziale d'azione. Questo è il modo in cui il potenziale d'azione può essere propagato da un'estremità di un nervo periferico all'altra, che a sua volta è il modo in cui i nostri nervi conducono gli impulsi. La mielina agisce come un isolante, impedendo la dispersione elettrica da un internodo all'altro. Questo è importante per la conduzione degli impulsi attraverso un nervo in quanto permette la rapida conduzione degli impulsi senza essere influenzata da altri stimoli.

Per esempio, quando un impulso elettrico raggiunge un internodo che non è mielinizzato, l'impulso diventa potenziato (aumentato in ampiezza). Il potenziamento è usato dal nostro corpo per accelerare la stimolazione nervosa e permettere ai nostri nervi di trasmettere informazioni più rapidamente. Tuttavia, questo non avviene sempre. Il potenziamento si verifica negli assoni ventrali dei nervi sensoriali e in alcuni assoni motori dei nervi misti. Il potenziamento può avvenire anche nelle radici ventrali dei nervi sensoriali prima ancora che entrino nel midollo spinale.

Al contrario, quando un impulso elettrico raggiunge un internodo mielinizzato che è già attivo, gli impulsi nervosi sono bloccati (inibiti) dal passarvi attraverso. Questo si traduce in un potenziale postsinaptico inibitorio (IPSP) e impedisce che l'impulso venga trasmesso ulteriormente lungo il nervo. Questi IPSP sono causati da accoppiamenti chimici tra il terminale presinaptico e la membrana postsinaptica.

Gli assoni motori che hanno un isolamento mielinico non possono andare oltre una regione di isolamento mielinico a meno che la guaina mielinica sia distrutta. È qui che avvengono la depolarizzazione e la ripolarizzazione in contrasto con gli assoni sensoriali, che non vanno oltre una regione di isolamento mielinico. La depolarizzazione negli assoni motori avviene quando un potenziale d'azione raggiunge la regione dell'assone priva di mielina, nota come sito internodale. Ciò è causato dall'afflusso di ioni calcio dal fluido extracellulare. La ripolarizzazione avviene quando un potenziale d'azione raggiunge una regione di isolamento mielinico (demielinizzazione). Questo è quando il rilascio di ioni sodio da questi siti causa la ripolarizzazione.

Ci sono due tipi di conduzione internodale: trasversale e longitudinale. La conduzione trasversale è il processo in cui un potenziale d'azione raggiunge un'estremità di un nervo periferico e poi attraversa il nervo per raggiungere l'altra. Per esempio, questo è il modo in cui i nostri nervi comunicano tra loro per scopi come l'invio e la ricezione di messaggi da e verso. La porzione centrale dell'assone permette agli impulsi di passare solo in una direzione, dalle regioni presinaptiche a quelle postsinaptiche del nervo attraverso la depolarizzazione.

La corrente alternata provoca la depolarizzazione e la ripolarizzazione di un nervo. Questo è noto come stimolazione a corrente alternata (A.C.S.) a causa del modo in cui i segnali alternati (eccitazione) passano attraverso il nervo in onde, facendo entrare e uscire il nervo da entrambi gli stati iperpolarizzati e depolarizzati, con i punti alti di ogni onda che agiscono come siti eccitatori. La ripolarizzazione provoca potenziali postsinaptici inibitori (IPSP) e impedisce al potenziale d'azione di raggiungere la regione presinaptica successiva. Questo è il modo in cui i nostri nervi passano segnali che non sono legati a un potenziale d'azione, come quando dormiamo e non vogliamo essere svegliati dal suono di una sveglia o quando siamo stanchi e vogliamo dormire. Onde sinusoidali orizzontali di eccitazione e inibizione passano attraverso un nervo a frequenze costantemente variabili. Le onde sono note come potenziale d'azione e IPSP, rispettivamente; la "frequenza" del passaggio di un'onda sull'altra è la frequenza di attività.

La conduzione trasversale permette una segnalazione veloce in quanto permette agli impulsi di muoversi rapidamente dentro e fuori la fibra senza essere ostacolati da segnali di frequenza inferiore. La conduzione trasversale on-off risulta da due diversi tipi di treni di potenziali d'azione. Il treno è controllato dal numero di potenziali d'azione su entrambi i lati di un sito sinaptico inibitorio, che è chiamato soglia. Un tipo di treno è un potenziale postsinaptico eccitatorio (EPSP), che risulta da un potenziale d'azione positivo. L'altro è un potenziale postsinaptico inibitorio (IPSP), che risulta da un potenziale d'azione negativo. La soglia di inibizione è il numero minimo di potenziali negativi su entrambi i lati del sito sinaptico inibitorio che deve passare prima che un potenziale d'azione possa verificarsi.

La conduzione longitudinale permette ai segnali di viaggiare su per la lunghezza di un nervo per lunghe distanze. Quando un potenziale d'azione si verifica in un assone motore, è seguito dalla depolarizzazione della membrana dell'assone. La depolarizzazione fa fluire ioni sodio e potassio nell'assone, che si scarica in picchi di tensione o picchi noti come potenziali d'azione, noti anche come impulsi nervosi. Questi potenziali d'azione risalgono l'assone fino ai suoi terminali (terminazioni) e innescano il rilascio di neurotrasmettitori nel gap sinaptico. Questo processo provoca un effetto eccitatorio o inibitorio sulla cellula con cui sta comunicando.

Una catena di depolarizzazione che viaggia lungo un nervo fa sì che ogni segmento del nervo inizi la successiva conduzione prima che un altro potenziale d'azione possa verificarsi.

Sistema di Conduzione Interatriale

La via di conduzione interatriale è una serie di tre cellule atriali specializzate, chiamate nodi atrioventricolari o nodi AV. Essi sono collegati da percorsi specializzati di fibre mielinizzate nel cuore. La via di conduzione interatriale è generalmente ritenuta il sistema di conduzione primario del cuore; tuttavia alcuni ritengono possano essere utilizzate come via la vena cava superiore e inferiore.

La funzione della via di conduzione interatriale è quella di sincronizzare l'attività elettrica di ogni atrio e garantire che entrambi gli atri si contraggano ed espellano il sangue simultaneamente.

Il ruolo del nodo AV ha una funzione chiave molto importante nel sistema elettrico del corpo. Deve essere in grado di condurre impulsi da una vasta gamma di differenze di potenziale (tensioni) molto diverse tra loro. Questa capacità unica fa sì che il nodo AV sia indispensabile per la vita, perché permette agli impulsi provenienti da molte parti del corpo di essere trasportati attraverso un percorso di conduzione nervosa.

Le tre cellule specializzate (nodi atrioventricolari) che costituiscono la via di conduzione interatriale sono le seguenti:

I nodi atrioventricolari anteriore e posteriore, che ricevono impulsi da strutture all'interno degli atri (il nodo senoatriale e le cellule specializzate sulla superficie endocardica degli atri).

Il nodo atrioventricolare medio, che è collegato alle cellule specializzate sulla superficie endocardica degli atri da percorsi specializzati di fibre mielinizzate all'interno del cuore e alle cellule specializzate sulla superficie endocardica di entrambi gli atri.

La via di conduzione interatriale funziona come un'autostrada elettrica, aiutando a trasportare gli impulsi da molte parti del cuore ad altre parti attraverso una via di conduzione.

È anche necessario che gli atri destro e sinistro si contraggano contemporaneamente per espellere il sangue dal cuore.

CAPITOLO 5:

Nodo Atrioventricolare (AV)

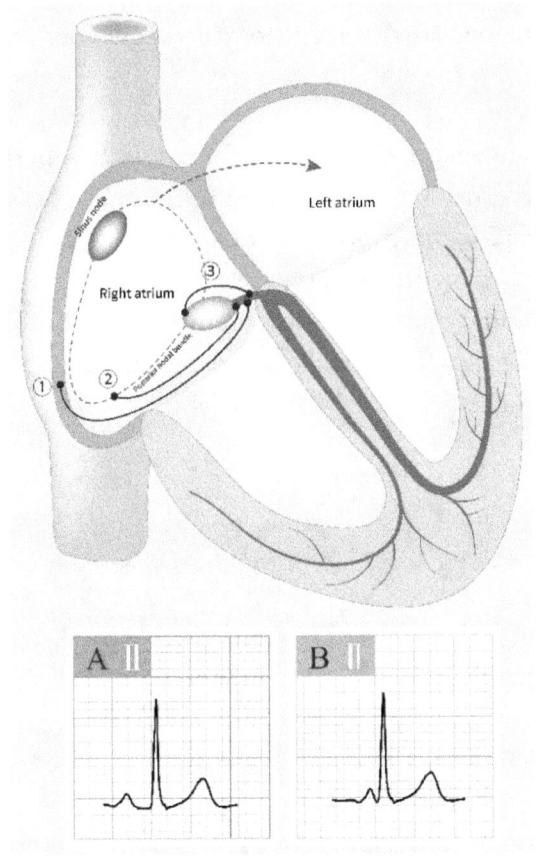

Anatomical basis of short PR interval
① Atrium to his bundle pathway (atrio-His bundle pathway, brechenmacher fiber);
② posterior nodal bundle to the end of atrioventricular node or His bundle pathway (James pathway);
③ atrioventricular node to His bundle pathway (nodal-His bundle pathway).

Il Fascio Atrioventricolare (AV)

Il fascio atrioventricolare è situato all'interno del cuore e consiste in un ramo destro e uno sinistro, che si dividono in due vene: l'arteria circonflessa destra e sinistra. Queste vene portano il sangue verso i polmoni dai ventricoli del cuore, permettendo un'efficiente circolazione polmonare. Il fascio comprende anche tre arterie nella sua sovrastruttura, che si diramano per formare due arterie coronarie che inviano il sangue a entrambi i lati del cuore. Il fascio atrioventricolare sinistro è formato dall'unione dei fasci sinistro e destro.

Il fascio si dirama dal nodo AV, che si trova sulla superficie del cuore tra gli atri e i ventricoli. Questo nodo è responsabile del controllo della velocità con cui i battiti sono emessi da ogni camera, permettendo un battito cardiaco costante. Il fascio si dirama da ogni lato di questo nodo, con un ramo che va a ciascun ventricolo. Quando si estendono in ogni camera, si avvicinano alle sue pareti. Insieme, i rami formano una rete di vasi che corrono all'interno del cuore.

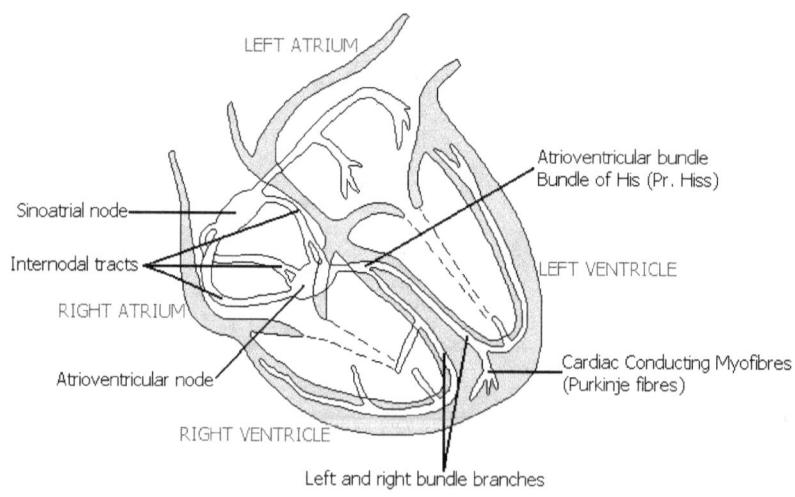

Ramo Destro e Sinistro del Fascio

Il ramo destro del fascio è un gruppo di arterie profonde nella parte superiore del torace che porta il sangue al muscolo cardiaco. Il ramo sinistro del fascio è un gruppo di arterie in profondità nella parte superiore del torace che porta il sangue al muscolo cardiaco.

Entrambi i rami sono creati da un'arteria che nasce da uno dei due strati (cuscini endocardici) all'interno di ogni ventricolo, e si estendono fino alla cosiddetta fascia moderatrice, dove ognuno si divide in due rami principali. Quando la banda moderatrice è intatta, un singolo fascio di fibre muscolari forma un setto tra i lati destro e sinistro del cuore. Se la fascia moderatrice è danneggiata, i rami del fascio possono estendersi in entrambi i ventricoli, provocando la fusione delle camere insieme.

Il ramo destro del fascio si divide in due rami più piccoli che corrono lungo il setto interventricolare verso ciascun apice del cuore. Questi rami più piccoli sono chiamati rami muscolari. Il ramo muscolare sinistro si divide in rami muscolari che corrono lungo il setto interventricolare verso ogni apice del cuore.

I fasci muscolari destro e sinistro sono talvolta chiamati "sarcomeri" per distinguerli dalle fibre muscolari cardiache che formano un setto tra gli atri. Anche se i due fasci condividono alcune caratteristiche simili, differiscono in alcuni modi significativi.

Il ramo sinistro del fascio è situato sulla superficie anteriore del cuore. Di solito consiste di 3-4 fasci muscolari, che hanno origine dall'arteria coronaria sinistra e corrono verso l'apice. Come ogni altro muscolo funzionante, contiene una grande quantità di mioglobina. Il ramo destro del fascio si trova sulla superficie posteriore del cuore. Di solito consiste di 3-5 fasci muscolari, che hanno origine dall'aorta dorsale e corrono verso l'apice con una banda moderatrice in mezzo. La fascia moderatrice è una stretta striscia di fibra muscolare specializzata che separa le due metà del cuore.

I miociti di entrambi i rami del fascio hanno una ramificazione di tipo "J" con arborizzazione terminale. Quelli del ramo sinistro del fascio sono più sottili e lunghi di quelli del ramo destro e hanno nuclei più piccoli, che si trovano vicino alle estremità del sarcomero. Quelli nel ramo destro del fascio sono più corti e più spessi di quelli del ramo sinistro del fascio. I loro nuclei sono situati in profondità alle miofibrille terminali piuttosto che alle loro estremità.

L'unica differenza tra il ramo destro del fascio e quello sinistro è che i rami del fascio sinistro forniscono sangue ossigenato al cuore, mentre il ramo destro del fascio fornisce sangue deossigenato. Questa differenza è stata chiamata "rosa-blu" ed è un principio ben stabilito della fisiologia.

I fasci atrioventricolari destro e sinistro sono incanalati nel setto interventricolare, che forma una parete d'organo che separa ogni ventricolo. Essi emergono da questo tunnel per formare le porzioni prossimali delle arterie circonflesse, che portano via il sangue ricco di ossigeno da ogni ventricolo. Queste arterie portano il sangue attraverso una forma a spirale che è creata dai componenti vicini del muscolo cardiaco. Questa struttura a spirale permette al sangue di fluire uniformemente fuori da ogni ventricolo. Successivamente, le arterie circonflesse si dividono nelle loro rispettive arterie, che portano il sangue ricco di ossigeno a entrambi i lati del corpo. Il fascio atrioventricolare destro lascia il cuore attraverso un tunnel sotto l'atrio destro, poi gira verso destra e segue un percorso obliquo sotto parte del ventricolo destro prima di emergere nella parte superiore sinistra per formare parte dell'arteria interventricolare posteriore. Il fascio atrioventricolare sinistro, l'arteria interventricolare posteriore e l'arteria interventricolare anteriore sono tutte parti della circolazione coronarica.

Fibre di Purkinje

Le cellule del Purkinje sono un tipo di neurone che si trova nel cervelletto del cervello. A differenza di altri neuroni, non hanno un assone, dendriti o un corpo cellulare - la loro unica funzione è la segnalazione tra altre cellule. Le cellule del Purkinje prendono il nome dal loro scopritore Jerzy Konorski e spesso i matematici si riferiscono ad esse come "problema delle cellule del Purkinje". Sono tra i neuroni più importanti per capire come funziona il nostro cervello a livello cellulare.

Il Potenziale d'Azione

Le cellule del Purkinje sono uniche nel modo in cui comunicano con altre cellule. Non hanno un contatto diretto con l'assone di un'altra cellula, né dendriti che sporgono in altri neuroni. Usano, invece, le sinapsi - connessioni tra il proprio assone e i dendriti di altre cellule - per comunicare. Il segnale che le cellule del Purkinje inviano alle altre cellule è un segnale elettrico chiamato potenziale d'azione. Il potenziale d'azione viaggia lentamente lungo i dendriti fino a raggiungere la fine del dendrite, dove poi salta da una sinapsi all'altra fino a raggiungere il suo obiettivo.

Dove Si Trova?

Le cellule del Purkinje si trovano in una parte del cervelletto che elabora le informazioni sensoriali del nostro corpo. Si trovano specificamente nel cervelletto perché ha la capacità di rilevare il movimento della gravità sul nostro corpo e sui muscoli degli arti. Questo gli permette di calcolare, usando la percezione della gravità, la velocità con cui un oggetto si sta muovendo.

Le cellule del Purkinje sono in grado di rilevare il movimento degli arti perché sono direttamente collegate ai propriocettori. I propriocettori, a loro volta, identificano dove si trova ogni articolazione del corpo e trasmettono queste informazioni alle cellule del Purkinje. La propriocezione è cruciale per l'equilibrio e la capacità di camminare e correre.

I neuroni che permettono alle cellule del Purkinje di rilevare la gravità sono chiamati nuclei vestibolari. Questi neuroni inviano segnali al cervelletto sulla posizione dei nostri arti e del corpo nello spazio. I nuclei vestibolari si trovano nel tronco cerebrale, che si trova da qualche parte tra la parte inferiore del cervello e dove scorre il midollo spinale.

Le cellule del Purkinje sono in grado di captare questo segnale dai propriocettori attraverso i suoi dendriti, che sono tutte sinapsi con l'assone della cellula. L'assone è la parte della cellula che invia messaggi ad altre cellule, mentre i dendriti sono le sinapsi che raccolgono quei segnali.

Anche se le cellule del Purkinje non hanno un assone o dendriti di per sé, possono comunicare con altri neuroni tramite sinapsi. In questo modo, un neurone del Purkinje può comunicare direttamente con un'altra cellula senza dover utilizzare il proprio assone.

Le sinapsi delle cellule del Purkinje sono come un sistema di relè, ma molto più veloci del tipico relè. Invece di usare l'intera velocità della molecola, le sinapsi usano segnali chimici per trasmettere messaggi in millisecondi. Questi messaggi chimici sono chiamati neurotrasmettitori. Quando un'estremità rileva un cambiamento nell'altra, invia un messaggio chimico che attiverà un'altra cellula nervosa fino a raggiungere il suo obiettivo.

Le fibre di Purkinje o rete di Purkinje si trovano sull'endocardio. Sono di una configurazione molto complessa e riccamente ramificata di fibre terminali raggruppate in un sincizio per formare una struttura a maglia. Le fibre di Purkinje sono distribuite nei ventricoli e svolgono un ruolo importante nella conduzione dell'impulso elettrico dall'atrio ai ventricoli e viceversa. Questa azione è conosciuta come il sistema di conduzione del cuore.

La dicitura "rete di Purkinje" indica le maglie di fibre che sono vicine tra loro. Le fibre di Purkinje si trovano nei poli posteriori della zona dei ventricoli della parete del cuore. È anche chiamata rete di Purkinje.

Le fibre di Purkinje sono interconnesse con altre fibre (diverse dalle fibre atriali) da giunzioni gap. Le giunzioni gap permettono alle fibre di Purkinje di essere altamente estensibili e di agire come un condotto per la trasmissione degli impulsi.

Quando c'è un impulso elettrico nel cuore, questo deve passare attraverso molte singole fibre di Purkinje per raggiungere la sua destinazione in una sola volta. Ogni fibra di Purkinje aiuterà a trasmettere l'impulso solo in certe direzioni, poiché ogni fibra conduce gli impulsi in modo indipendente.

CAPITOLO 6:

Fisiologia dei Nodi SA e AV

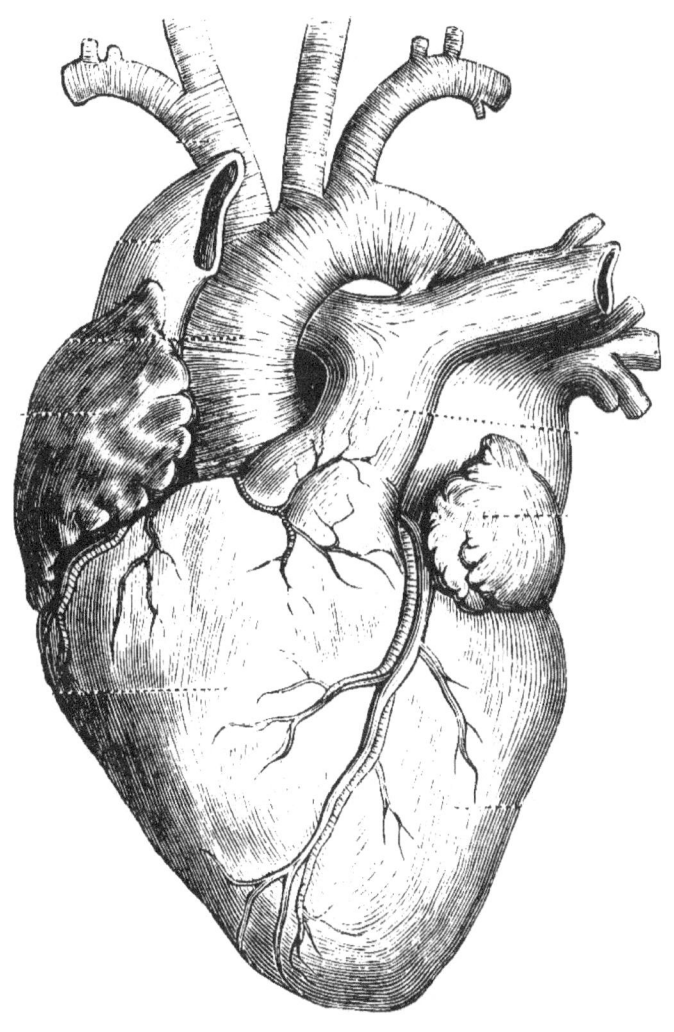

Nodo Senoatriale

Il nodo senoatriale è il pacemaker naturale del cuore. Si tratta di un gruppo di cellule speciali chiamate cellule del nodo senoatriale nell'atrio destro, che controllano la frequenza e il ritmo del battito cardiaco. La cellula spara a circa 55-60 volte al minuto quando si è a riposo, che poi si trasforma in un impulso rapido quando si fa intensa attività fisica.

Il nodo senoatriale si trova nella parte superiore dell'atrio destro, adiacente alla vena cava inferiore. Il nodo è lungo circa 2 cm e largo 0,8 cm.

Il tasso di accensione del nodo senoatriale è influenzato da una serie di fattori, compresi gli ormoni e altre sostanze chimiche nel corpo. Il nodo senoatriale è anche sensibile a certi segnali neurologici, come quelli provenienti dai nervi vaghi che viaggiano verso il cuore.

Il nodo senoatriale è costituito da due serie di fibre che corrono parallelamente sulle pareti laterali e settali. Il nodo è composto principalmente dal miocardio ventricolare a due strati, formato da cellule muscolari atriali e ventricolari. I ventricoli si trovano nella regione superiore dell'atrio, mentre il nodo senoatriale si trova verso la base.

Il nodo senoatriale è situato nel seno di Valsalva ed è un modello casuale, ma con un tasso più elevato rispetto alle altre aree. Il nodo senoatriale ha una grande curva di apprendimento poiché non è una reazione automatica dalla nascita. Ci vogliono dai tre ai cinque anni perché il nodo senoatriale impari il suo lavoro. Il nodo senoatriale non è anche coerente nel suo tasso come il nodo atrioventricolare. Un tasso elevato è causato da un ritmo cardiaco rapido o da altre malattie che colpiscono la regione ventricolare.

Il nodo senoatriale è composto da tre tipi di cellule: Tipo I, II e III:

- **Le cellule di tipo I, che hanno due proprietà elettriche:** servono a regolare il cuore a riposo e durante l'attività, e possono essere stimolate a diventare attive durante l'esercizio.
- **Le cellule di tipo II, responsabili della risposta del cuore all'esercizio.** Non è un sito comune per l'avvio del nodo senoatriale, ma è dove le cellule del nodo senoatriale iniziano il loro recupero dopo essere state stimolate durante l'esercizio.
- **Le cellule di tipo III, che si trovano al centro del nodo senoatriale e conducono gli impulsi elettrici in entrambe le direzioni attraverso fibre speciali chiamate fibre di conduzione.** Aiutano anche il nodo a percepire il nervo vago, che controlla la frequenza cardiaca.

Il nodo senoatriale è coinvolto in molti aspetti della vita, come il controllo della pressione nella respirazione, il coordinamento tra le funzioni del collo e degli arti, la sincope (perdita temporanea di coscienza), la cardiomiopatia dilatativa (cuore dilatato), il blocco AV (frequenza cardiaca più veloce del normale), i tumori e la miocardite (infiammazione delle camere del cuore).

Il nodo senoatriale è importante nel coordinamento delle funzioni del corpo. Ha effetto sulla transizione dall'attività cardiaca diastolica al tessuto cardiaco sistolico. Quando una persona respira, l'aria entra ed esce dai polmoni attraverso le vie respiratorie. I polmoni usano l'ossigeno e si liberano dell'anidride carbonica, che è un prodotto di scarto. Quando l'anidride carbonica aumenta, il nodo senoatriale invia un segnale al sistema respiratorio per aumentare l'intensità e la frequenza della respirazione. Un altro esempio di questa relazione è quando si sollevano pesi. Quando una persona solleva pesi, i polmoni respirano più forte e più veloce per tenere il passo con tutto il lavoro che viene fatto sul corpo. Il nodo senoatriale percepisce questo lavoro extra e segnala una frequenza cardiaca più veloce.

Il nodo senoatriale è responsabile dei cambiamenti nel ritmo del cuore, come la fibrillazione atriale (il cuore batte irregolarmente o troppo velocemente) o la comune contrazione ventricolare prematura (i ventricoli battono troppo velocemente).

Il nodo senoatriale controlla anche il battito cardiaco in risposta ai cambiamenti di postura. Si attiva più frequentemente quando una persona è sdraiata rispetto a quando è seduta, in piedi o cammina.

Quando una persona corre, il cuore batte più velocemente e più intensamente. Il nodo senoatriale percepisce i cambiamenti della frequenza cardiaca e invia segnali per farla aumentare. In condizioni normali, il nodo senoatriale controlla il battito cardiaco a un ritmo di 60-80 volte al minuto. Durante l'esercizio, invece, questo ritmo può aumentare fino a circa 140 volte al minuto. L'inizio dell'esercizio è anche controllato dal nodo senoatriale.

Nodo Atrioventricolare

Se hai una patologia cardiaca, è probabile che tu sia anche curioso di sapere come funziona effettivamente il cuore. La risposta a questa domanda è in realtà piuttosto complessa. Il cuore ha due poli elettrici che non funzionano simmetricamente. Uno di questi poli è l'atrio, l'altro è il ventricolo. Tra queste due polarità ci sono dei nodi o una specie di giunzione chiamata nodo atrioventricolare (AVN). Questo è il punto in cui l'atrio incontra il ventricolo e il lavoro critico del nodo AV è quello di ritardare la conduzione dell'impulso prima di inviarlo sulla sua strada per pompare il cuore.

Il nodo AV è un insieme di muscoli cardiaci specializzati situati all'interno del setto interatriale, che separa i due atri. Questa piccola massa muscolare si trova tra masse cellulari di fibre parallele e forma un blocco elettrico sotto uno dei rami principali del fascio. Il nodo nasce dalla parete anteriore dell'atrio destro, con fibre che viaggiano verso la porzione posterosuperiore di questa camera. Le sue fibre sono orientate in modo tale da attraversare i rami del fascio per unirsi a quelle del nodo AV sinistro.

Il nodo AV funziona rallentando o ritardando la conduzione attraverso il fascio atrioventricolare (AV), un fascio specializzato che parte dal setto interatriale verso entrambi i ventricoli. Il più delle volte, il nodo AV agisce come una resistenza elettrica. A differenza di altri tessuti muscolari atriali e ventricolari, che generano potenziali d'azione a un potenziale di membrana a riposo da -70 a -90 millivolt, il nodo AV produce tensioni quasi uguali a quelle degli atri che lo circondano. Come tale, la maggior parte degli impulsi che lasciano il nodo SA non sarà in grado di passare attraverso questa parte del sistema di conduzione.

Il nodo AV è unico nel cuore, perché converte certe gamme di frequenza degli impulsi in altre più lente. Il nodo AV agisce anche come un filtro, limitando il numero di impulsi che possono passare. Questi cambiamenti possono essere visti con elettrogrammi simultanei anteroposteriori (AP) e laterali del cuore, che mostrano una maggiore deflessione positiva nell'atrio destro in risposta alla stimolazione nel ventricolo sinistro e viceversa.

Quando gli impulsi dal ventricolo sinistro tentano di contattare il nodo AV, esso oppone poca resistenza, e la conduzione può avvenire. Viaggia lungo una via speciale da sinistra a destra che è in serie con le vie elettriche del nodo SA e del fascio AV. Per raggiungere questa regione, gli impulsi devono viaggiare attraverso un setto interatriale che si trova tra due atri e li separa da circa un pollice di tessuto. Questo avviene grazie all'uso di speciali tratti di conduzione formati da muscoli cardiaci specializzati.

Generazione e Conduzione di Impulsi

Il cuore è un muscolo che ha una notevole capacità di generare potenti impulsi. Un normale impulso generato dai ventricoli invia un segnale elettrico lungo una delle vie. Il nodo atrioventricolare lo trasmette poi a un fascio di fibre conduttrici con il proprio fascio di fibre conduttrici specializzate, conosciute come fibre di Purkinje, che conducono l'impulso ad altre parti del corpo. Prima che questo impulso arrivi a destinazione, però, passa attraverso diversi ostacoli lungo il suo cammino e incontra particolari problemi. Per ostacolo si intende che gli impulsi provenienti dai ventricoli sono bloccati da una porzione di tessuto e non possono procedere lungo il loro normale percorso. L'impulso può anche essere ritardato da un'altra porzione di tessuto che conduce l'impulso nella direzione opposta. Questo ritardo può essere causato da nervi che inviano impulsi verso altre parti del cuore mentre attraversano un ostacolo. Da ultimo, a volte gli impulsi non riescono a raggiungere la loro destinazione anche dopo aver attraversato tutti questi ostacoli. In questi casi, possono rompersi e spegnersi.

CAPITOLO 7:

Ritmo e Frequenza Cardiaca

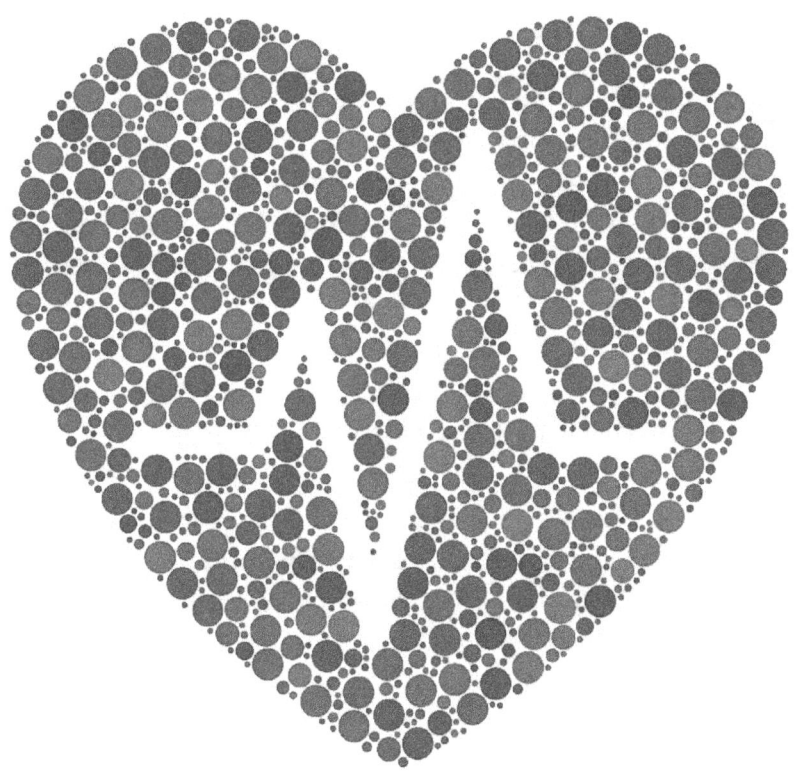

Capire la Frequenza Cardiaca con i Numeri

La frequenza cardiaca si riferisce al numero di battiti del cuore al minuto. Mentre questo numero è di solito costante, può variare a seconda di fattori come la temperatura corporea, i livelli di stress e l'intensità dell'esercizio. I medici misurano comunemente la frequenza cardiaca in battiti al minuto (BPM), anche se possono riferirsi ad essa come frequenza del polso o il numero di volte che il cuore batte ogni minuto.

Il numero di battiti in un minuto è chiamato frequenza cardiaca. La frequenza cardiaca si calcola contando il numero di volte che il cuore batte al minuto. Una normale frequenza cardiaca a riposo per un adulto varia da 60 a 80 battiti al minuto e tipicamente rimane invariata per tutta la vita nelle persone sane. Qualsiasi variazione da questa gamma indica potenziali problemi con il sistema cardiaco come la pressione alta e la fibrillazione atriale.

Perché Cambia la Frequenza Cardiaca?

La frequenza cardiaca cambia a seconda di fattori come la temperatura corporea, l'assunzione di caffeina e l'intensità dell'attività fisica che si sta compiendo. Questo significa che se fai un certo tipo di esercizio alla stessa ora ogni giorno, puoi usare la tua frequenza cardiaca come metodo per misurare quanto duramente ti stai allenando. È importante tenere traccia di questi fattori in modo da sapere se il tuo cuore sta diventando più forte o più debole di giorno in giorno. La frequenza cardiaca di un adulto medio è compresa tra i 60 e i 100 battiti al minuto, che corrisponde a una velocità di corsa di poco meno di un miglio all'ora per i corridori professionisti. Tuttavia, molti adulti raggiungono la loro frequenza cardiaca massima durante l'esercizio, quando a volte può superare i 200 battiti al minuto. I battiti cardiaci di alcune persone non corrispondono alla gamma normale e hanno ritmi irregolari. Questi sono di solito il risultato di alcuni tipi di condizioni cardiache, tra cui l'aritmia cardiaca, la fibrillazione atriale e la sincope cardiaca. Alcuni altri problemi di salute possono limitare o modificare la normale frequenza delle pulsazioni giornaliere. Per esempio, problemi con il nervo vago che controlla il cuore possono portare a un rallentamento della frequenza del polso. Inoltre, l'uso cronico di nitroglicerina (una medicina usata per trattare il dolore al petto) può causare un rallentamento della frequenza cardiaca.

Vengono utilizzati diversi metodi per classificare la frequenza cardiaca. Uno dei sistemi più comunemente usati, noto come metodo Doppler, utilizza ultrasuoni ad alta frequenza per misurare il movimento del sangue dentro e fuori le camere del cuore. La maggior parte dei medici ritiene che questo metodo abbia un alto grado di precisione, anche se altri non sono d'accordo sulla sua accuratezza.

In un normale battito cardiaco, il sangue scorre dal ventricolo sinistro nell'atrio sinistro, poi nell'auricola sinistra e nell'atrio destro attraverso il nodo del seno. Un ciclo di battito cardiaco dura circa tre secondi. Un battito cardiaco completo è chiamato ciclo cardiaco.

Un normale battito cardiaco è innescato da impulsi elettrici. Il nodo senoatriale (nodo SA) è il pacemaker del cuore e controlla la frequenza cardiaca. Gli impulsi prodotti dal nodo SA viaggiano lungo la parte superiore dell'atrio destro del cuore e raggiungono la giunzione AV. Qui, gli impulsi dal nodo SA stimolano il nodo AV a generare potenziali d'azione da diffondere attraverso i ventricoli in un processo noto come depolarizzazione. Questi potenziali d'azione causano la contrazione ventricolare, cioè i ventricoli si contraggono e pompano il sangue nel corpo. La contrazione dei ventricoli espelle il sangue nell'aorta e nelle arterie polmonari portando alla circolazione del sangue. Il rilassamento avviene in assenza di potenziali d'azione, cioè si verifica la fase di diastole in cui i ventricoli si riempiono di nuovo di sangue.

Gli impulsi elettrici viaggiano ad una velocità da 60 a 100 m/sec o 0,01m/sec, cioè circa un piede al secondo. Ciò significa che la distanza coperta in un ciclo di battito cardiaco è una piccola frazione di pollice.

Alcuni altri problemi di salute possono limitare o modificare la normale frequenza del polso giornaliero.

La frequenza cardiaca può essere usata come misura approssimativa del livello di sforzo fisico durante l'esercizio. Non è accurato al massimo, ma è un buon indicatore in generale. È anche molto utile per determinare i risultati di vari tipi di allenamenti.

Resting Heart Rate Chart

Men (beats per minute)

Age	18 - 25	26 - 35	36 - 45	46 - 55	56 - 65	65 +
Athlete	49 - 55	49 - 54	50 - 56	50 - 57	51 - 56	50 - 55
Excellent	56 - 61	55 - 61	57 - 62	58 - 63	57 - 61	56 - 61
Great	62 - 65	62 - 65	63 - 66	64 - 67	62 - 67	62 - 65
Good	66 - 69	66 - 70	67 - 70	68 - 71	68 - 71	66 - 69
Average	70 - 73	71 - 74	71 - 75	72 - 76	72 - 75	70 - 73
Below Average	74 - 81	75 - 81	76 - 82	77 - 83	76 - 81	74 - 79
Poor	82 +	82 +	83 +	84 +	82 +	80 +

Women (beats per minute)

Age	18 - 25	26 - 35	36 - 45	46 - 55	56 - 65	65 +
Athlete	54 - 60	54 - 59	54 - 59	54 - 60	54 - 59	54 - 59
Excellent	61 - 65	60 - 64	60 - 64	61 - 65	60 - 64	60 - 64
Great	66 - 69	65 - 68	65 - 69	66 - 69	65 - 68	65 - 68
Good	70 - 73	69 - 72	70 - 73	70 - 73	69 - 73	69 - 72
Average	74 - 78	73 - 76	74 - 78	74 - 77	74 - 77	73 - 76
Below Average	79 - 84	77 - 82	79 - 84	78 - 83	78 - 83	77 - 84
Poor	85 +	83 +	85 +	84 +	84 +	85 +

agelessinvesting.com

Valutazione

1. **Un buon metodo per misurare la frequenza cardiaca è usare un cardiofrequenzimetro.** Questi possono essere acquistati in qualsiasi grande magazzino e consistono in una fascia toracica che legge il numero di impulsi elettrici che il cuore genera al minuto. Possono essere usati da soli o con un

orologio cardiofrequenzimetro. L'orologio è più accurato nella maggior parte dei casi in quanto ha caratteristiche aggiuntive.
2. **Un cinturino cardiofrequenzimetro è anche molto utile per monitorare i propri progressi.** Questo permette non solo di controllare la quantità di tempo speso nell'esercizio, ma anche l'intensità di ogni allenamento. Con l'uso di diverse velocità e zone, si può facilmente determinare quante calorie si sono bruciate e che tipo di allenamento si sta facendo.
3. **È imperativo avere un cardiofrequenzimetro per mantenere la giusta intensità dell'esercizio.** Questo permette di continuare gli allenamenti e non iniziare a rallentare. Permette anche di progredire e vedere se l'allenamento sta diventando più facile o più difficile.

Come Misurare la Frequenza Cardiaca?

È importante misurare periodicamente la frequenza cardiaca. Ma come si fa a sapere cosa è normale?

Una frequenza cardiaca a riposo inferiore a 60 battiti al minuto negli adulti di tutte le età è considerata un segno di buona salute. La frequenza cardiaca di un adulto sano varia da circa 60 a 100 battiti al minuto con l'attività e da 50 a 100 battiti al minuto a riposo.

Per ogni individuo, questo intervallo cambierà a seconda del suo peso corporeo. Quindi, una persona che pesa di più avrà una frequenza cardiaca a riposo più alta di qualcuno che pesa di meno.

Per esempio, ci si aspetta che un uomo adulto sano che pesa tra gli 80-90 kg abbia una gamma di frequenza cardiaca da 66 a 91 battiti al minuto a riposo. Una donna adulta sana che pesa tra 55 e 65 kg avrebbe un range di frequenza cardiaca da 62 a 92 battiti al minuto a riposo.

La frequenza cardiaca media a riposo di un adulto varia da 60 a 100 battiti al minuto con attività e da 50 a 100 battiti al minuto a riposo.

Si consiglia di scoprire la propria frequenza cardiaca a riposo quando si è seduti per fare dei confronti.

Ci sono alcuni semplici metodi che possono essere utilizzati per determinare la propria frequenza cardiaca a riposo.

Rilevazione del Polso

Il battito può essere controllato dal polso. Basta avvolgere le dita intorno al polso e sentire il battito nello spazio stretto appena sopra l'osso del polso.

Si può fare su sé stessi o su qualcun altro. Il modo migliore per controllare il polso in questo punto è prendere un conteggio dei battiti per un minuto e moltiplicarlo per 2: (220 battiti/minuto x 2) = 440 battiti al minuto.

Questo è rappresentato come 44 battiti al minuto.

Rilevazione dal Collo

L'arteria carotide si trova nel collo appena sotto l'angolo della mascella su ogni lato della parte anteriore del corpo in quello che viene comunemente chiamato "pomo d'Adamo". Posizionando l'indice e il medio intorno a quest'area, si dovrebbe essere in grado di sentire il battito in questo punto.

Rilevazione dal Braccio

L'arteria radiale si trova nell'avambraccio appena sopra il polso nella parte interna del braccio appena sotto la spalla. Posizionando il pollice su quest'area, dovresti essere in grado di sentire il battito in questo punto.

Rilevazione dall'Orecchio

Mettendo le dita dietro l'orecchio, si può sentire il polso all'arteria carotide dietro il timpano.

Il modo migliore per controllare il polso in questo punto è prendere un conteggio dei battiti per un minuto e moltiplicarlo per 2: (110 battiti al minuto x 2) = 220 battiti al minuto.

Questo è rappresentato da 22 battiti al minuto.

Se il polso torna rapidamente alla normalità, un medico può diagnosticare una malattia cardiovascolare e raccomandare un intervento medico.

CAPITOLO 8:

Aritmia

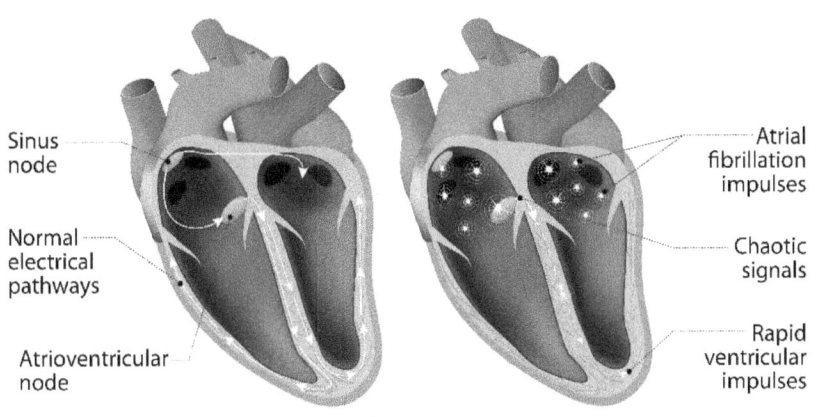

Fattori di Rischio per l'Aritmia

Anche se la parola "aritmia" può significare una serie di condizioni mediche diverse, è tipicamente usata per riferirsi a un disturbo temporaneo del normale ritmo del cuore o a un battito cardiaco irregolare. L'aritmia può essere causata da una serie di fattori, tra cui l'altezza, il peso, l'età e il sesso.

Esistono alcuni importanti fattori di rischio per sviluppare l'aritmia. Si può essere più suscettibile agli effetti di questi fattori quando si è più vecchio, donna, incinta o se è stata diagnosticata una malattia cardiaca.

Peso e Altezza

Secondo alcuni studi, alcune donne sono più portate a sviluppare un'aritmia in un'età più giovane degli uomini. Quando le donne sviluppano un'aritmia, è più probabile che siano tra i quaranta e i cinquant'anni.

Età e Sesso

Si hanno maggiori probabilità di sviluppare un'aritmia se si ha una malattia cardiaca di lunga data o un passato di battiti cardiaci irregolari o se si ha più di cinquant'anni. Si rischia di sviluppare l'aritmia se si ha il diabete o la pressione alta.

Le donne potrebbero essere più a rischio di sviluppare un'aritmia rispetto agli uomini. Tuttavia, ci sono pareri discordanti. Alcuni studi hanno dimostrato che le donne oltre i cinquant'anni hanno maggiori probabilità di sviluppare un'aritmia a causa della loro salute cardiaca e di altri fattori di rischio. Altri studi hanno dimostrato che sia gli uomini che le donne hanno lo stesso tasso di variazione dell'aritmia. Sono necessarie ulteriori ricerche per determinare se c'è o meno una differenza di genere nello sviluppo di questa condizione.

Stato di Gravidanza

Esiste un legame tra aritmia e gravidanza. Le donne incinte hanno più probabilità di sviluppare l'aritmia rispetto alle donne non gravide. Se si è incinta, specialmente se si ha qualche problema di salute, è importante rivolgersi immediatamente al medico se insorgono battiti cardiaci irregolari o una sensazione simile all'infarto. Se si verifica l'aritmia durante la gravidanza, ci possono essere gravi difetti di nascita per il bambino. Questo è particolarmente vero se si verifica l'aritmia più di una volta durante la gravidanza. Il fatto che alcune donne sviluppino l'aritmia durante la gravidanza può essere dovuto all'aumento della richiesta di ossigeno e nutrienti da parte del sistema circolatorio della madre.

Sintomi dell'Aritmia

L'aritmia può essere causata da varie condizioni di salute e farmaci. È imperativo consultarsi con il proprio medico ogni volta che insorgono nuovi sintomi o cambiamenti nei sintomi. È anche importante che il medico verifichi se ci sono stati problemi in passato con il cuore. L'aritmia è solitamente causata da un battito cardiaco rapido e può essere molto grave. Imparare a riconoscere i sintomi può aiutare a curare i sintomi in tempo.

Poiché l'aritmia provoca una serie di sintomi diversi, è difficile notare i segni di un attacco senza essere consapevoli delle reazioni del proprio corpo. Il primo segno di aritmia è la sensazione di un cuore che corre. Può sembrare che il cuore stia battendo troppo velocemente o in modo irregolare. Può anche sembrare che il cuore salti i battiti.

Per alcune persone, l'aritmia può causare dolori al petto e una stretta al petto. Poiché esistono diversi tipi di disturbi aritmici, è possibile avere questi sintomi e non esserne colpiti affatto. Se il dolore diventa eccessivo o dura per diversi minuti, è necessario consultare un medico.

Un altro sintomo dell'aritmia è la sensazione che il respiro sia troppo superficiale o rapido. Questo può causare vertigini e una sensazione di stordimento. Se questo accade, prova a sdraiarti e a fare respiri profondi finché non passa. Se peggiora, chiedi immediatamente aiuto al medico.

Dall'inizio alla fine, l'aritmia può causare una serie di sintomi diversi. Mentre l'aritmia in sé non è fatale, i sintomi possono provocare una sensazione di forte disagio. Dal dolore al petto al battito cardiaco rapido e alla respirazione superficiale, avere l'aritmia non è piacevole. Conoscendo i sintomi e sapendo quando cercare aiuto, puoi ridurre le possibilità di un attacco in futuro.

I sintomi dell'aritmia sono causati da rapidi cambiamenti nella frequenza cardiaca. Molte volte questi sintomi possono essere sentiti fisicamente, per esempio, dolore al petto, mancanza di respiro e vertigini. Altre volte possono essere visti su un ECG o un elettrocardiogramma (ECG). Il medico userà questi test per guardare il ritmo del cuore su un grafico. Il medico esaminerà la tua storia medica per determinare la causa dell'aritmia.

Come Curare l'Aritmia?

L'aritmia può essere causata da molte cose diverse, da un basso livello di zucchero nel sangue a un attacco di cuore.

Le aritmie che sono causate dalla pressione alta o da un'arteria bloccata non avranno i sintomi di cui sopra, ma potrebbero causare vertigini, nausea, dolore al petto o mancanza di respiro. Se si verifica uno di questi sintomi, si prega di consultare immediatamente un medico.

Ci sono molte alternative di trattamento disponibili per l'aritmia, compresi i farmaci, la chirurgia e gli adeguamenti dello stile di vita. Nella maggior parte dei casi, si consiglia di iniziare con il monitoraggio e poi iniziare il trattamento. Il medico fornirà le migliori raccomandazioni in base alla situazione specifica.

Alcuni tipi di aritmie possono essere trattati con un farmaco temporaneo che riduce la frequenza cardiaca e diminuisce efficacemente il numero di battiti che si verificano. Ci sono diversi tipi di farmaci disponibili:

- Nifedipina è usata per trattare l'alta pressione sanguigna e l'aritmia ma non può essere usata nel caso di insufficienza cardiaca o malattia coronarica. Può causare vertigini o svenimenti.
  Nel caso di svenimento, meglio alzarsi lentamente e sedersi se non si è in grado di stare in piedi. Bisogna fare attenzione quando si adoperano macchinari o si è alla guida.
- L'aspirina è anche un trattamento antinfiammatorio per l'aritmia, ma può causare disturbi di stomaco e ulcere in alcune persone. Usare l'aspirina con cautela se presenti condizioni cardiache o se si fumano sigarette o sigari.
- Beta-bloccanti (come Atacand, Cardizem, Diovan e Lisinopril)
- Calcioantagonisti (come Amlodipina, Cadratel e Diltiazem)
- Digitalis (una medicina a base di erbe)

Nota: I beta-bloccanti e i calcio-antagonisti sono noti anche come farmaci antiaritmici in quanto stabilizzano il ritmo cardiaco. Questo tipo di farmaco rallenta efficacemente i battiti del cuore, permettendogli di mantenere un ritmo normale. Per i suoi effetti, può anche essere usato nel trattamento dei sopravvissuti all'infarto per prevenire ulteriori complicazioni.

Nel caso di battito cardiaco irregolare, fai dei respiri profondi e cerca di rilassarti. Se ti senti stordito, vai a sdraiarti finché il tuo ritmo cardiaco non rallenta.

Alcune aritmie possono richiedere un intervento chirurgico. Questo dipenderà da una varietà di diversi fattori, tra cui la gravità della condizione e altre condizioni di salute che potrebbero complicare l'aritmia. La chirurgia è efficace nella maggior parte dei casi, ma comporta dei rischi e può anche essere costosa. Ci sono due diversi tipi di metodi chirurgici utilizzati per il trattamento delle aritmie: la stimolazione elettrica e la cardioversione. La stimolazione elettrica può essere eseguita per indurre uno stato di cardioversione o la stimolazione elettrica per riportare un'aritmia al suo ritmo normale. La stimolazione elettrica o cardioversione è usata per trattare la tachicardia ventricolare e altri tipi gravi di aritmie. Per alcune di queste condizioni può essere necessario un trattamento chirurgico.

Le scosse elettriche e l'uso della stimolazione elettrica possono essere usati per fermare il cuore dal battere. L'aritmia può essere trattata con farmaci o con l'induzione elettrica. Ci sono due tipi principali di stimolazione elettrica, la "soppressione" e la "reversione". La terapia di soppressione è usata per impedire al cuore di battere e si basa sul fatto che la stimolazione cerebrale profonda può sopprimere l'attività del nervo vago. La terapia di soppressione può essere ottenuta somministrando sostanze chimiche attraverso un catetere inserito nella cavità toracica attraverso una LAD (appendice atriale sinistra) o tramite cateterismo cardiaco. Per trattare le aritmie, la stimolazione elettrica viene utilizzata a intervalli regolari e poi ripetuta quando i sintomi sono diminuiti. La terapia di soppressione è usata per trattare aritmie come la fibrillazione atriale.

Un tipico esempio di terapia di inversione è l'impianto di un cardioverter defibrillatore, un dispositivo elettronico che ha la capacità di rilevare automaticamente i ritmi cardiaci anomali e poi applicare uno shock elettrico per ripristinare la normale funzione cardiaca. Quando uno shock viene applicato, ferma l'aritmia. Quando l'aritmia appare normale, continua ad essere rilevata, e se è necessario uno shock, viene applicato.

I trattamenti chirurgici utilizzano farmaci o scosse elettriche per provocare un arresto cardiaco in modo che il cuore possa ripartire naturalmente dopo che i sintomi dell'aritmia si sono attenuati. Anche se la chirurgia può essere usata come trattamento per un certo numero di aritmie, la maggior parte delle persone non sono candidate alla chirurgia. La chirurgia dell'aritmia viene eseguita solo su quei pazienti che non sono a rischio di morte per l'aritmia a causa di altre condizioni mediche. Il tipo di chirurgia utilizzato per un'aritmia dipende dalla gravità della condizione e dalla salute generale del paziente.

Può anche bastare apportare modifiche al proprio stile di vita. L'esercizio fisico regolare combinato con una dieta ricca di cereali integrali, frutta e verdura può aiutare a mantenere il cuore sano e a prevenire il verificarsi di aritmie. Può anche aiutare evitare di fumare, di bere eccessivamente e di essere in sovrappeso. Queste abitudini possono predisporre a un maggior rischio di aritmia. Se in sovrappeso, è bene seguire un piano alimentare sano e a fare dell'esercizio fisico regolare (anche solo per 20 minuti al giorno).

Prevenire l'Aritmia

Anche se i fattori di rischio per l'aritmia sono noti, non possono essere completamente eliminati. La cosa migliore da fare è evitare che si verifichi in primo luogo.

Complicazioni dell'Aritmia

Il deterioramento cognitivo o la confusione sono complicazioni comuni dell'aritmia. Un'aritmia può causare un battito cardiaco irregolare e affaticare il cuore, il che può causare un deterioramento cognitivo. Ci sono altri fattori che possono influenzare lo stato cognitivo di una persona, come la pressione alta, malattie ereditarie e farmaci presi per altre condizioni. La gravità dipenderà dal tipo di aritmia e da quali altri fattori sono stati menzionati in precedenza; non esiste un trattamento specifico per questa complicazione, ma spesso migliora da sola con il riposo e i farmaci prescritti dal medico, se necessario.

L'insufficienza cardiaca si verifica quando il cuore non funziona abbastanza per pompare abbastanza sangue nel corpo. Questa può essere una complicazione improvvisa dell'aritmia, o può verificarsi come un lento declino nel tempo. L'insufficienza cardiaca può causare mancanza di respiro, battito cardiaco rapido, vertigini e svenimenti. A volte vengono prescritti dei farmaci per trattare questi sintomi.

L'ictus è una complicazione comune causata dall'aritmia e, a seconda della sua gravità, può essere più o meno pericoloso per la vita. Questo può accadere in alcuni clienti che hanno la fibrillazione atriale. Con un'aritmia, il sangue può raccogliersi negli atri, generando coaguli di sangue. Se un coagulo si rompe e viaggia verso il cervello, può causare un ictus.

L'arresto cardiaco improvviso si verifica quando il cuore smette di battere. Questo è di solito una complicazione rapida e grave dell'aritmia. Può essere causato da un battito cardiaco irregolare o dalla sindrome della morte improvvisa. Questo può accadere senza preavviso e può essere fatale.

CAPITOLO 9:

Aritmia del Nodo Senoatriale (SA)

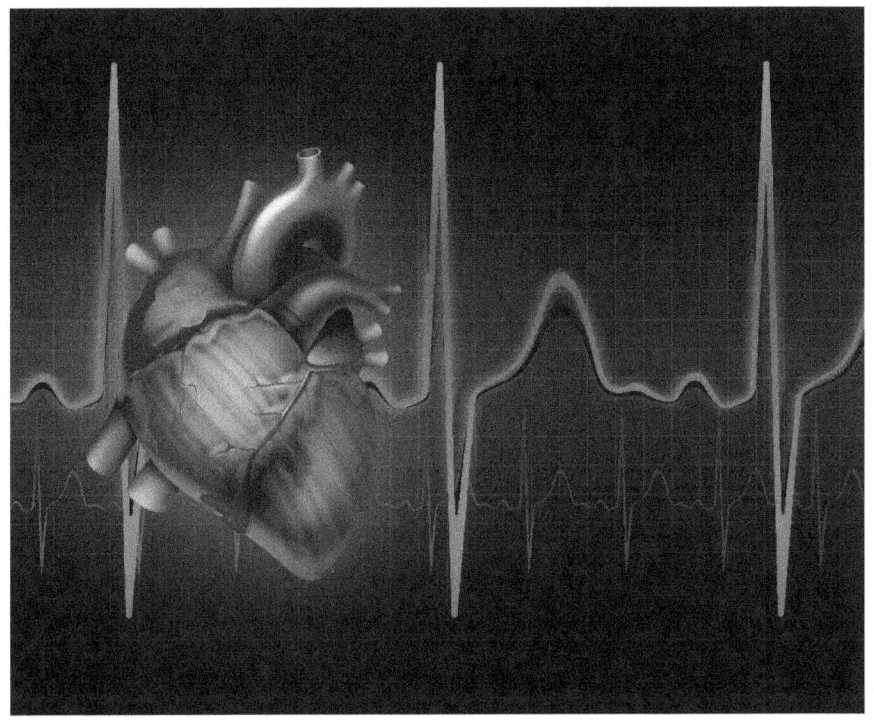

Sintomi di Aritmia del Nodo Senoatriale (SA)

Il nodo senoatriale mantiene la sincronia atrioventricolare regolando la conduzione. È anche responsabile del mantenimento di varie proprietà fisiologiche, tra cui frequenza cardiaca, contrattilità, inotropia, cronotropia e tono vasomotorio.

Ci sono diversi tipi di aritmie nel nodo senoatriale (SAN).

Questo tipo di aritmia si manifesta tipicamente come una contrazione ventricolare prematura o una contrazione atriale prematura. La fibrillazione atriale da stimolazione è più comunemente vista in pazienti con un cuore allargato, nel qual caso la frequenza degli atri in fibrillazione può essere troppo veloce perché il nodo senoatriale possa compensare e sostenere un ritmo stabile. Questo problema può essere trattato mediante ablazione con catetere o farmaci. È anche noto come tachicardia sopraventricolare parossistica (PSVT).

Una tachicardia che ha origine nel nodo senoatriale e che ha un ritmo tra i 100 e i 250 battiti al minuto si verifica di solito durante l'esercizio faticoso. È anche conosciuta come tachicardia sinusale. Una forma non comune di aritmia che ha origine nel nodo senoatriale che si traduce in una frequenza cardiaca superiore a 250 battiti al minuto può verificarsi durante l'esercizio strenuo o altre cause di stimolazione simpatica, come l'ipoglicemia, trauma cranico, anestesia.

È una forma molto rara di aritmia e si trova spesso in pazienti con tumori nell'atrio destro. I pazienti di solito hanno un pacemaker, ma questo smette di funzionare a causa del tumore. È anche conosciuta come tachicardia da rientro del nodo del seno (SNT) o tachicardia da rientro senoatriale (SART).

È una forma molto rara di aritmia e sta diventando sempre più rara con l'introduzione della terapia di risincronizzazione cardiaca (CRT). È una tachicardia rientrante in cui il segnale dal nodo senoatriale è condotto ad alta velocità al nodo atrioventricolare. Il circuito di rientro avviene tra i ventricoli e gli atri, passando attraverso il nodo senoatriale. Lo scopo è di aumentare la frequenza cardiaca in una vista parasternale ad asse lungo. È una forma rara di aritmia. Di solito si verifica in persone anziane che stanno assumendo farmaci antiaritmici e porta al blocco cardiaco, alla tachicardia o alla fibrillazione ventricolare. È anche conosciuta come depressione del nodo senoatriale o attivazione senoatriale (attivazione SA). È un tipo di blocco cardiaco parziale causato dal fatto che i ventricoli non rispondono alla stimolazione. La frequenza cardiaca è rallentata e la velocità di conduzione è ridotta.

È anche conosciuta come tachicardia rientrante del nodo senoatriale o tachicardia rientrante del nodo del seno (SNRT).

È una rara forma di aritmia che può verificarsi durante un'overdose di oppioidi. È anche conosciuta come tachicardia dipendente dal nodo senoatriale.

Cause di Aritmia del Nodo Senoatriale (SA)

Un impulso di breve durata, spesso irregolare e che avviene troppo rapidamente perché gli atri possano rispondere. Il nodo senoatriale è una parte del cuore che genera e trasmette impulsi che vengono spostati attraverso il nodo atrioventricolare per completare il loro percorso. Quando si verifica un ritmo rientrante, le onde di depolarizzazione passano avanti e indietro in modo scoordinato tra due parti diverse del sistema di conduzione del cuore. Questo è il motivo della natura di breve durata di queste aritmie. Questo tipo di aritmia tende ad essere molto rapida, rendendola difficile da trattare.

L'onda P è solitamente assente in questo tipo di aritmie a causa del fatto che viene condotta con il complesso QRS.

L'Onda P

Un battito costante di depolarizzazione si verifica prima del complesso QRS ed è tipicamente di forma verticale. L'onda P si verifica anche durante l'onda P elettrica. È considerata una variante normale dell'onda P.

È spesso un'onda spontanea che causa questo tipo di aritmia, nonostante non faccia parte del suo meccanismo. Le aritmie che sono causate da altre parti del sistema elettrico non possono essere causate da questo tipo perché non coinvolgono alcuna onda spontanea.

L'Onda Q

L'onda Q è un'onda di depolarizzazione si avvicina all'asse del cuore nelle sistole successive ed è spesso ritardata; si trova spesso durante la ripolarizzazione ventricolare e può verificarsi come risultato del rientro.

Fattori di Rischio per Aritmia del Nodo Senoatriale (SA)

I fattori di rischio possono essere classificati in due tipi diversi: reversibili e non reversibili. Tra i fattori di rischio comuni ci sono:

- **Età:** il rischio di avere aritmie del nodo SA aumenta con l'età.
- **Diabete:** è stato dimostrato che un paziente con diabete ha un rischio maggiore di sviluppare un'aritmia del nodo SA.
- Avere la pressione alta mette a grande rischio di sviluppare un'aritmia del nodo SA.
- L'assunzione di droghe come cocaina, anfetamine e oppiacei può aumentare il rischio di sviluppare un'aritmia del nodo SA.

Complicazioni di Aritmia del Nodo Senoatriale (SA)

Quando il pacemaker naturale del cuore non funziona correttamente, il cuore non può funzionare bene come dovrebbe. Questo può portare a:

- Fibrillazione atriale, un ritmo caotico delle camere superiori del cuore
- Insufficienza cardiaca
- Ictus
- Arresto cardiaco

Aritmia del Nodo Atrioventricolare (AV)

L'aritmia del nodo atrioventricolare (nodo AV) è un tipo di disturbo del ritmo cardiaco che causa l'irregolarità delle contrazioni muscolari atriali e ventricolari. Il nodo AV è un importante pacemaker naturale nel cuore umano e il suo compito è quello di ricevere impulsi elettrici dal nodo senoatriale (SA), convertirli in potenziali d'azione e trasmetterli al resto del corpo.

La causa alla base dell'aritmia del nodo AV è un problema di tempistica nella cascata di conduzione degli impulsi elettrici, che può essere innescata da una frequenza cardiaca anormalmente alta o bassa. La via di conduzione dal nodo SA agli atri e ai ventricoli è di solito normale, ma può diventare anormale a causa di una malattia e, di conseguenza, si può generare un battito cardiaco irregolare. La causa di questo ritmo cardiaco anormale è di solito un ritmo cardiaco lento o veloce e può essere causato da una varietà di condizioni, di cui la più comune è la fibrillazione atriale (AFib), che si verifica quando i ventricoli si contraggono troppo rapidamente dopo la loro depolarizzazione dal nodo SA. Anche gli atri possono contrarsi rapidamente o non contrarsi affatto.

È importante notare che la via di conduzione del nodo AV dal nodo SA ai ventricoli e agli atri è normale. In altre parole, anche se c'è un problema nell'intervallo di conduzione dal nodo SA agli atri, questo non significa che ci sia un problema con la conduzione dell'impulso elettrico dal nodo SA ai ventricoli o agli atri. Questa viene anche chiamata la via del nodo AV o la via di conduzione dal nodo SA. La conduzione può essere influenzata da una serie di fattori. Nei bambini con un'aritmia del nodo AV ci può essere una morte cardiaca improvvisa, ma negli adulti con un'aritmia del nodo AV questo è molto raro.

Il blocco atrioventricolare si riferisce al mancato passaggio degli impulsi elettrici lungo la via di conduzione. Ci sono due tipi di aritmie del nodo AV:

1. Quando il ritmo sinusale è presente, le aritmie del nodo AV possono essere trovate nel 10%-40% delle persone con complessi atriali prematuri, a seconda dell'età.
2. Negli adulti, un'aritmia del nodo AV è di solito benigna e trovata come risultato incidentale di un ECG di routine. Nei bambini e negli adolescenti, un'aritmia del nodo AV è più comune e può essere sintomatica. I pazienti con una frequenza cardiaca lenta, un apporto di sangue inadeguato e/o una conduzione difettosa hanno un rischio maggiore di sviluppare un'aritmia del nodo AV.

Bradiaritmia: Malattie del Nodo Atrioventricolare

La bradiaritmia è il nome dato a un tipo di anomalia del ritmo cardiaco che fa sì che il cuore batta troppo lentamente, con conseguente scarsa qualità e difficoltà di respirazione. È anche conosciuta come bradicardia. La bradiaritmia è spesso associata a una bassa pressione sanguigna e alla tensione dell'ossigeno. Se la pressione sanguigna scende troppo, può causare vertigini, svenimenti o addirittura la morte. I disturbi del nodo atrioventricolare (AV) sono una serie di disturbi del ritmo cardiaco che coinvolgono problemi con il pacemaker naturale del cuore, o atrio, e il suo processo di trasferimento del segnale elettrico. Non siamo in grado di sentire questo organo perché non si trova nella cavità toracica. Piuttosto, si tratta di una minuscola struttura vicino al punto in cui le camere superiore e inferiore del nostro cuore si incontrano per gestire il flusso di sangue in direzioni opposte. I disturbi del nodo AV possono essere divisi in due grandi categorie: non specifici e specifici. Entrambi i tipi di disturbi sono frustranti da diagnosticare e trattare.

La prima categoria consiste in problemi che si verificano con qualsiasi tipo di trasferimento del segnale elettrico dall'atrio ai ventricoli.

La seconda categoria consiste in problemi che riguardano principalmente il trasferimento del segnale elettrico tra l'atrio e i ventricoli. Questa è una gamma molto ampia di condizioni, ma ci sono tre gruppi principali: (1) effetti avversi, (2) aritmie e (3) malattie del sistema di conduzione.

Sintomi di Bradiaritmia

Il sintomo più comune della bradiaritmia è la mancanza di respiro prima dell'episodio sincopale. Spesso, una persona si sveglierà durante un episodio senza alcun ricordo dell'evento. La diagnosi si basa sui sintomi tipici e su una storia completa degli episodi.

La bradicardia sinusale è un battito cardiaco anormalmente lento che può essere rilevato dalla presenza di un soffio cardiaco. Il battito cardiaco può essere palpato come un profondo "tonfo". I sintomi tipici includono palpitazioni, dispnea, vertigini, svenimento, affaticamento, aritmia cardiaca e altri problemi legati alla scarsa fornitura di sangue al muscolo cardiaco (ischemia).

Tipi di Bradiaritmia

Ci sono molti tipi diversi di bradiaritmia. Il tipo più comune, per esempio, è chiamato blocco cardiaco di primo grado o blocco atrioventricolare (AV) di primo grado. Questo tipo di bradiaritmia colpisce il nodo AV e causa ritmi cardiaci anomali. Se si verifica questo tipo di bradiaritmia, il cuore non è in grado di pompare efficacemente e si può avere un battito cardiaco o un polso irregolare.

La bradicardia è un altro tipo di bradiaritmia. È caratterizzata da una frequenza cardiaca più lenta del normale (meno di 60 battiti al minuto) e questa condizione può rendere più difficile per il cuore pompare il sangue in tutto il corpo.

Quando il cuore batte più lentamente del solito, pompa meno efficacemente e le arterie possono essere sovraccaricate di sangue. Di conseguenza, si può verificare un calo della pressione sanguigna e si può anche essere a rischio di svenimenti o vertigini. Si sta sperimentando la bradicardia se la frequenza scende sotto i 60 battiti al minuto.

Ci sono altri tipi di bradiaritmia, tra cui il blocco cardiaco completo, il blocco cardiaco di terzo grado e la bradicardia sinusale. I sintomi possono variare a seconda del tipo di bradiaritmia che si sta sperimentando.

CAPITOLO 10:

Aritmia Atriale

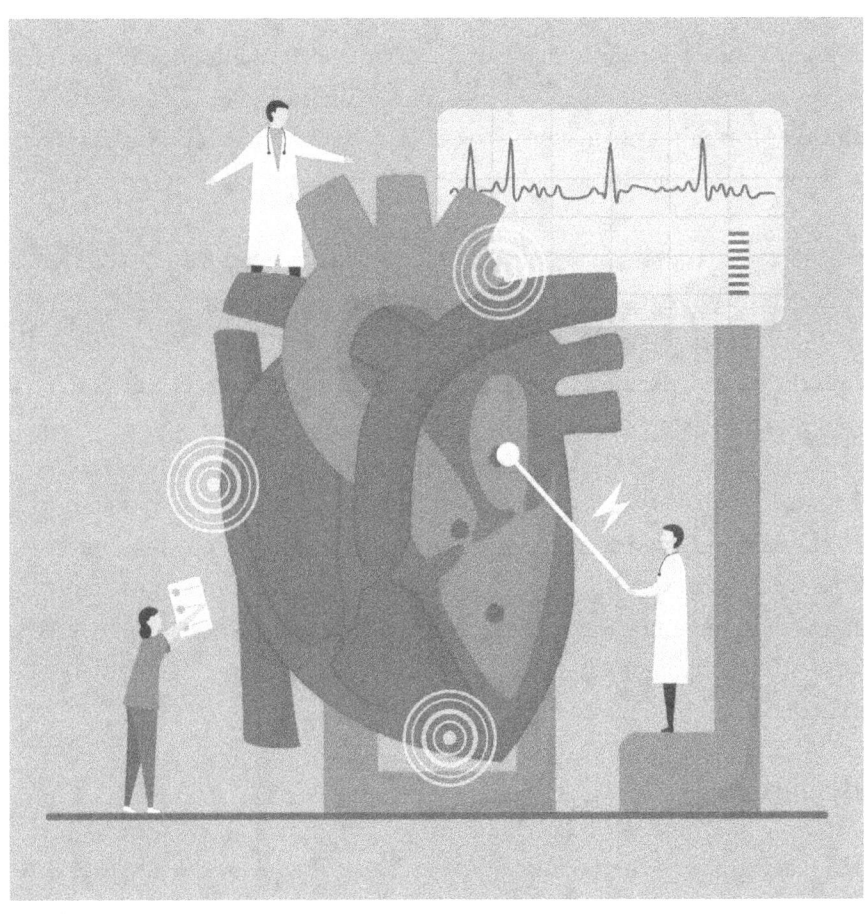

Tipi di Aritmia Atriale
Tachicardia

Tachicardia è un termine medico che si riferisce a una frequenza cardiaca anormalmente veloce. Il numero superiore nella striscia del ritmo su un monitor cardiaco può leggere 150, 200 o anche 300 battiti al minuto (bpm).

La causa più comune della tachicardia è un aumento della forza nel muscolo cardiaco, che viene rilevato da un numero sulla striscia del ritmo. Normalmente il cuore batte a 60-100 bpm. Tuttavia, a volte accelera molto più velocemente.

Come viene trattata la tachicardia? Di solito, rallentando la frequenza cardiaca. A volte, tuttavia, la velocità del cuore non permette ai farmaci di raggiungere tutte le parti del corpo. In questi casi, la tachicardia potrebbe richiedere una terapia più aggressiva o farmaci per aiutare a minimizzare i sintomi.

La tachicardia è un precursore della tachicardia ventricolare. La tachicardia ventricolare è classificata come aritmia in cui il cuore batte così velocemente che non c'è abbastanza tempo per consentire ai farmaci di raggiungere tutte le parti del corpo. Questo deve essere gestito immediatamente prima che progredisca in fibrillazione ventricolare, che è potenzialmente letale.

Bradicardia

La bradicardia è una sindrome cardiaca che si verifica quando la frequenza cardiaca scende al di sotto di un certo range di normalità. Può accadere per molte ragioni, ma le cause più comuni sono i farmaci, l'anemia o il basso volume di sangue. A volte la bradicardia può essere collegata a un'infezione come la febbre tifoidea, e deve essere trattata di conseguenza.

Questa malattia è più comune nei bambini che negli adulti, ma si verifica anche negli anziani che possono accumulare danni ai nervi periferici e quindi avere un ridotto apporto di sangue al cuore. La causa più comune della bradicardia negli adulti è la pressione alta. Nei neonati, può essere causata da malattie cardiache, tachipnea transitoria o ipoventilazione. In questi pazienti, la bradicardia può essere temporanea e può risolversi da sola senza alcun trattamento. In altri casi, i pazienti non possono compensare con una frequenza cardiaca più alta dopo la nascita. La bradicardia è di solito innocua e non richiede trattamento a meno che non ci siano sintomi associati ad essa.

Alcune persone nascono con questa condizione, o si sviluppa più tardi nella vita per una varietà di motivi. La bradicardia può causare sintomi come vertigini, stordimento, visione offuscata, mancanza di respiro e stanchezza. Questi sintomi possono essere pericolosi. Se si verifica uno di questi sintomi, è molto importante vedere il medico il più presto possibile.

Ci sono diverse condizioni cardiache in cui la bradicardia è solo un sintomo di un problema sottostante. Alcune cause specifiche di bradicardia includono la sindrome del seno malato (chiamata anche disfunzione del nodo del seno) e il blocco cardiaco completo.

Aritmie Sopraventricolari

Le aritmie sopraventricolari sono ritmi cardiaci anormali che hanno origine nelle camere superiori del cuore. Possono verificarsi in qualsiasi punto del ciclo cardiaco, ma sono più spesso viste a causa di un aumento del tono vagale (livelli più alti di attività vagale) nel corpo.

I due tipi più comuni di aritmia sopraventricolare sono la fibrillazione atriale e il flutter atriale.

La fibrillazione atriale (AF) si verifica quando una parte del cuore inizia a battere troppo velocemente o irregolarmente. Questo causa impulsi elettrici caotici, e mentre l'onda di impulsi elettrici si diffonde in tutto il corpo, gli organi interni iniziano a sentirsi "a scatti". Gli impulsi elettrici viaggiano attraverso il nervo vago e vengono poi ritrasmessi al cuore, e questo continua, causando altri impulsi elettrici errati e caotici. La maggior parte delle persone con fibrillazione atriale ha solo sintomi molto lievi (come stordimento, sforzo incerto, confusione), ma in alcuni casi possono essere gravi (mancanza di respiro, vertigini, attacchi di svenimento). I sintomi minori possono non essere sempre presenti.

È molto importante chiedere aiuto se si sperimenta uno di questi sintomi. Questo è il modo in cui il corpo comunica che qualcosa non va. Una persona con fibrillazione atriale ha molte più probabilità di soffrire di un attacco di cuore o di un ictus anche senza altri problemi di salute e senza fattori di rischio conosciuti.

Il flutter atriale è generalmente una condizione temporanea. È spesso visto in persone che hanno avuto un attacco di cuore o in coloro che sono sottoposti a test da sforzo per un problema diverso. Il flutter atriale può essere diagnosticato con un elettrocardiogramma (ECG) e mostrerà risultati "a dente di sega" che sono linee molto nitide su e giù.

Aritmie Ventricolari

Anche se il termine "ventricolare" è spesso usato per descrivere le aritmie cardiache che si verificano nei ventricoli del cuore, a volte è più preciso riferirsi a queste aritmie come "secondarie" o "terziarie". Al contrario, la tachicardia ventricolare primaria e "idiopatica" (VT) sono entrambe forme di tachicardia sopraventricolare. Entrambe le forme di VT sono associate a un'anomalia ventricolare chiamata "difetto del setto ventricolare". Il termine "secondario" ha alcune importanti implicazioni nel trattamento di queste aritmie.

La differenza principale tra le forme primarie e secondarie di TV è che nella tachicardia ventricolare primaria non è presente nessun'altra anomalia elettrica cardiaca. Nelle forme secondarie di VT invece c'è spesso, ma non sempre, qualche forma di anormalità cardiaca di accompagnamento.

Cause di Fibrillazione Atriale

Ci sono prove che l'esposizione ad alcune sostanze tossiche o farmaci può aumentare il rischio di fibrillazione atriale.

Il fumo (sia di sigarette che di marijuana) diminuisce la concentrazione di potassio nel sangue e aumenta la pressione sanguigna. Inoltre, gli ormoni sessuali: uso di contraccettivi orali nelle donne e testosterone negli uomini.

Diversi studi hanno dimostrato che le persone con fibrillazione atriale che hanno alti livelli di lipidi nel sangue hanno più probabilità di sviluppare l'aritmia.

Alcuni studi hanno suggerito che bassi livelli di vitamina D possono aumentare il rischio di fibrillazione atriale, e altri studi sugli animali suggeriscono che l'integrazione di vitamina D può essere benefica. Tuttavia, nessun grande studio clinico ha ancora trovato effetti benefici dell'integrazione di vitamina D sulla fibrillazione atriale.

Elevati livelli plasmatici di omocisteina sono stati trovati associati alla fibrillazione atriale e all'ictus.

Un certo numero di condizioni può contribuire alla fibrillazione atriale. Queste includono insufficienza cardiaca, malattia pericardica, anemia, cardiomiopatia, malattia cardiaca congenita, ipertensione (pressione alta), malattia cardiaca valvolare e febbre reumatica.

Alcuni studi suggeriscono che le persone con malattia reumatica del cuore hanno maggiori probabilità di sviluppare la fibrillazione atriale, anche se questo può essere un artefatto causato dalla malattia sottostante. Altri studi hanno suggerito che la febbre reumatica può aumentare il rischio di fibrillazione atriale, e questa associazione è vista in persone senza malattia cardiaca.

La causa più comune di fibrillazione atriale è un precedente attacco di cuore. Alcuni studi hanno scoperto che circa il 50-60 per cento di tutti i casi di fibrillazione atriale sono dovuti a un attacco di cuore. Le terapie di anticoagulazione dopo un attacco di cuore, in particolare l'aspirina, sono pensate per prevenire la fibrillazione atriale. L'insufficienza cardiaca e la cardiomiopatia ipertrofica (pareti ispessite del muscolo cardiaco) sono anche causa di fibrillazione atriale.

La fibrillazione atriale può anche essere causata da un atrio dilatato (parte della camera superiore del cuore) che è normalmente presente solo durante la gravidanza. In alcuni casi, questa anomalia può essere causata da un difetto cromosomico o da un'altra anomalia genetica. Un ampio studio su quasi 300 casi ha confermato che nei pazienti con fibrillazione atriale congenita, sia i prolassi della valvola mitrale che i difetti del setto atriale sono presenti in circa 1/3 dei casi.

Nella maggior parte dei casi, la causa è sconosciuta. Sono state proposte diverse cause ambientali e metaboliche, tra cui bassi livelli di acido folico nella dieta, esposizione a organofosfati in pesticidi o insetticidi, esposizione a muffe tossiche e tossicità dell'alluminio. Alcuni scienziati hanno proposto che la pressione alta è una delle cause della fibrillazione atriale.

In molti casi, la causa della fibrillazione atriale è sconosciuta. L'eziologia in questi casi può essere determinata identificando la causa sottostante con una patologia appropriata. Questo di solito comporta un rinvio a uno specialista in cardiologia.

Sono state proposte alcune cause metaboliche, tra cui bassi livelli di acido folico nella dieta (carenza dell'enzima tetraidrofolato sintasi), l'esposizione agli organofosfati nei pesticidi o insetticidi (micotossicosi), e l'esposizione a muffe tossiche.

Alcuni scienziati propongono che la pressione alta possa giocare un ruolo nello sviluppo della fibrillazione atriale. Una serie di studi ha dimostrato che i pazienti con fibrillazione atriale hanno una proporzione maggiore di piccole arterie e arteriole rispetto agli individui normali. Questo può essere dovuto a una varietà di fattori, tra cui la pressione alta, l'aterosclerosi coronarica, il diabete o l'obesità.

Il prolasso della valvola mitrale (MVP) è una causa comune di fibrillazione atriale e può essere diagnosticato tramite ecocardiografia. È anche un fattore di rischio indipendente per lo sviluppo della fibrillazione atriale.

Fattori di Rischio di Fibrillazione Atriale

La fibrillazione atriale (FA) è il tipo più comune di aritmia cardiaca, una condizione medica che causa un ritmo anomalo dell'azione di pompaggio del cuore. Si verifica spesso in persone che sono più anziane o hanno altri problemi di salute come la pressione alta o la malattia coronarica.

I fattori di rischio per la fibrillazione atriale includono obesità, fumo o stile di vita sedentario e cardiomiopatia. Anche l'insufficienza cardiaca e altre malattie cardiache possono contribuire a questo disturbo.

La fibrillazione atriale è molto comune, colpendo circa l'1,5% della popolazione oltre i 60 anni e circa il 2% negli individui più giovani. La FA aumenta con l'età negli uomini più che nelle donne.

Più fattori di rischio cardiovascolare sono associati a un aumento della mortalità per fibrillazione atriale: ipertensione, diabete mellito, iperlipidemia, storia familiare di fibrillazione atriale, obesità e precedente infarto miocardico (attacco cardiaco).

La fibrillazione atriale è la causa più comune di FA negli individui sovrappeso e obesi; tuttavia, si verifica più spesso in individui normopeso (47,7% dei casi di FA in 22.011 pazienti di età compresa tra 35 e 64 anni) rispetto alle persone la cui altezza è inferiore o uguale a 2 deviazioni standard sopra il loro valore atteso (22,6% di tutti i casi di FA).

I fattori di rischio che contribuiscono allo sviluppo della fibrillazione atriale sono simili a quelli associati alla malattia coronarica. Il termine "equivalenti di fibrillazione atriale" è stato coniato per riflettere questa sovrapposizione. Alcuni studi hanno dimostrato una maggiore prevalenza della malattia coronarica nei pazienti con fibrillazione atriale e viceversa. I contributi relativi di specifiche condizioni di base allo sviluppo o alla ricorrenza della fibrillazione atriale possono variare di anno in anno e tra gli individui.

Complicazioni di Fibrillazione Atriale

Quando il cuore batte, le camere superiori del cuore (gli atri) si contraggono. Nelle persone con FA, queste camere fremono in un ritmo molto rapido invece di contrarsi regolarmente. Questo impedisce al sangue di fluire senza problemi attraverso la parte superiore del cuore nelle camere inferiori o ventricoli. La contrazione irregolare crea impulsi che vanno a entrambi i lati del tuo corpo. In presenza di FA, questi impulsi anormali influenzano la frequenza cardiaca.

Questo è il motivo per cui la FA viene chiamata aritmia "atriale" o "irregolare".

Oltre ai suoi effetti sul cuore, la FA può danneggiare i vasi sanguigni e portare all'insufficienza cardiaca. Questo accade in più della metà delle persone che hanno questo tipo di aritmia. Aumenta anche il rischio di ictus, che è quando un vaso sanguigno nel cervello scoppia (sanguina) e causa un ictus.

CAPITOLO 11:

Aritmia Ventricolare

Standard sine wave

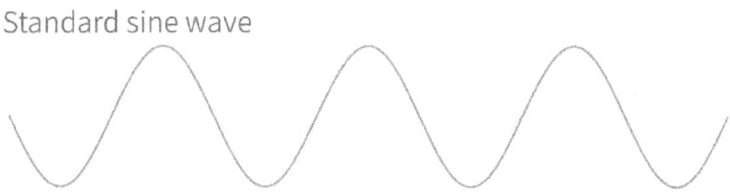

Sine wave after transverse compression

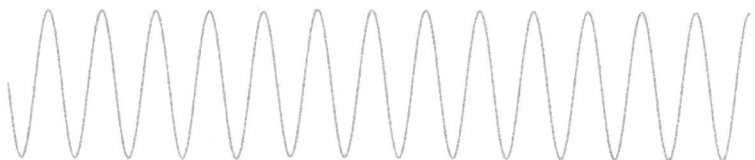

Ventricular flutter

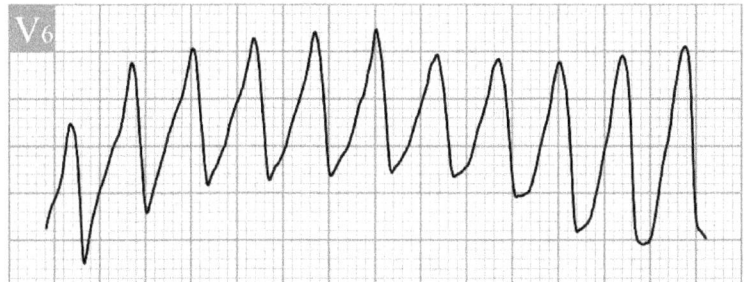

Sintomi di Entrambi i Tipi di Aritmia Ventricolare

Se sei nervoso per la tua aritmia ventricolare o per quella di qualcun altro, ecco una lista di sintomi comuni:

- **Palpitazioni cardiache** - la sensazione che il cuore stia battendo troppo velocemente o in modo irregolare.
- **Respiro corto** - sensazione di non riuscire a respirare bene (o per niente)
- **Dolore al petto** - sensazione di dolore nell'area del petto e a volte si diffonde ad altre parti del corpo come il collo, il braccio, la mascella e la schiena. Questi dolori possono essere di natura pulsante, stringenti o acuti.
- **Sudorazione** - sudorazione sui palmi delle mani e sulla fronte.
- **Nausea** - sensazione di malessere allo stomaco o vomito.
- **Angina** - dolore al petto che si verifica quando si è a riposo. Non accade durante l'esercizio.
- **Vertigini** - sensazione di sbilanciamento e vertigini, anche se non si è stati in piedi o sdraiati per molto tempo.
- **Vertigini** - sensazione di vertigine, che potrebbe svilupparsi in uno svenimento.
- **Debolezza** - sentirsi molto deboli o esausti (affaticamento).

Uno degli aspetti più imperativi per comprendere l'AV è che i suoi diversi sottotipi colpiscono persone diverse in modi diversi. Così, mentre ci sono alcuni sintomi che sono comuni a tutti, l'unico modo sicuro per sapere se hai un'aritmia ventricolare è quello di cercare un test professionale.

Mentre l'aritmia ventricolare non sempre causa sintomi, è importante cercare una serie di cose:

- **Palpitazioni frequenti o battiti cardiaci che si sentono come un battito o un martellamento:** le palpitazioni possono essere lievi e poco frequenti (come ogni giorno) o gravi e frequenti (come ogni cinque minuti). Se i sintomi sono abbastanza gravi da destare preoccupazione, consulta immediatamente un medico.
- **Occhiaie sotto gli occhi:** questo è più comune la mattina dopo il risveglio. Le vene del tuo viso possono diventare distese e costringere i tuoi vasi sanguigni, causando una colorazione scura.
- **Affaticamento o spossatezza:** questo è un effetto a lungo termine del VA; non è solo un effetto collaterale immediato. Può renderti sonnolento per tutto il giorno e può anche farti sentire "fuori di testa" o perdere il senso dello spazio.

Cause di Aritmia Ventricolare

L'aritmia ventricolare è un tipo di disturbo del ritmo cardiaco. È più spesso causata da una malattia coronarica, ma può anche essere causata da un attacco di cuore o da altre condizioni.

Ci sono molte cause diverse di aritmia ventricolare. Alcune persone hanno una storia familiare del problema. Altre volte, è causata di nuovo da un attacco di cuore o da squilibri elettrolitici, come potassio e magnesio bassi nel sangue. L'aritmia ventricolare può anche essere causata da danni causati dall'alcolismo, dall'uso di droghe illegali, come cocaina e anfetamine, o anche da un trauma cranico.

L'insufficienza cardiaca può portare all'aritmia ventricolare. Si verifica quando c'è un danno al cuore e a una zona che lo aiuta a pompare il sangue. Questo fa sì che non sia in grado di pompare tanto sangue, il che può portare a seri problemi.

Ci sono molti fattori diversi che possono scatenare un attacco di cuore. La causa più comune è l'alta pressione sanguigna chiamata pressione "clippata" o "sistolica" di più di 140 mmHg nelle arterie. Questo può accadere quando il muscolo cardiaco diventa troppo spesso per via di un'alta quantità di colesterolo nel sangue. Può anche accadere se si è in sovrappeso e il grasso si accumula nei vasi sanguigni.

La tachicardia ventricolare si riferisce a una serie di battiti cardiaci irregolari che possono portare a un battito cardiaco rapido o pericolosamente veloce, che potrebbe provocare uno svenimento. Questo tipo di aritmia è spesso causata da una mancanza di ossigeno, nel qual caso la persona può essere incapace di respirare correttamente e svenire.

Tipi di Aritmia Ventricolare

Ci sono due diversi tipi di aritmia ventricolare. Il primo è chiamato un ritmo idioventricolare o un ritmo di fuga ventricolare. Questo si verifica quando i segnali elettrici nel cuore si diffondono spontaneamente dal nodo SA fino ai ventricoli, ma non risalgono al nodo AV o al fascio AV. Invece, questi segnali elettrici formano un proprio schema che causa contrazioni nei ventricoli.

Il secondo tipo è chiamato un ritmo sopraventricolare o un ritmo di fuga anormale. Questo si verifica quando il nodo SA non invia segnali come dovrebbe. Invece di inviare un segnale giù ai ventricoli, salgono e si diffondono nel ventricolo stesso, causando contrazioni sopra e sotto di esso.

In entrambi i casi, questo causerebbe uno dei due problemi. Nel ritmo idioventricolare, i ventricoli superiori si contraggono e spingono il sangue nei ventricoli inferiori. Nel ritmo sopraventricolare, non c'è nessun segnale automatico da inviare verso il nodo AV per causare contrazioni nel ventricolo superiore. Se questo accade con entrambi i tipi di ritmo, alla fine causerà una pausa. Questa pausa nel flusso sanguigno può portare a gravi complicazioni perché i principali vasi sanguigni del cervello non ricevono abbastanza sangue ricco di ossigeno.

Ci sono molte forme diverse di aritmia ventricolare che portano a gravi problemi al cuore. Il tipo più comune è chiamato tachicardia a complesso stretto. Questo tipo di aritmia è causato dalla fibrillazione atriale o da una tachicardia ventricolare rientrante. Può causare una frequenza cardiaca molto veloce e irregolare, che può rendere difficile la respirazione. Può anche far sì che il battito sia troppo forte, in modo da urtare i vasi sanguigni e causare un ictus. È spesso innocuo se dura solo per un breve periodo, ma dovresti contattare il tuo medico se lo hai per più di circa cinque minuti o se peggiora nel tempo.

Un'altra forma di aritmia ventricolare che causa gravi problemi è la fibrillazione ventricolare. Se il cuore non conduce i segnali elettrici attraverso il nodo AV e negli atri per contrarsi, inizierà a formare schemi anormali che causano contrazioni in uno o entrambi i ventricoli. Questo può portare a problemi molto pericolosi con il flusso di sangue al cervello e può anche causare un ictus. Se questo accade per un tempo più lungo, può anche portare a shock cardiogeno e insufficienza cardiaca. È il tipo più rapido e più letale di aritmia cardiaca. In questo tipo di aritmia, i muscoli del ventricolo si contraggono a ritmi elevati. I battiti cardiaci diventano irregolari e completamente scoordinati; quindi, il sangue non viene pompato in modo efficiente nel corpo. Questo alla fine porta alla morte in pochi minuti. La morte si verifica a causa di un insufficiente apporto di sangue agli organi vitali del corpo. La fibrillazione ventricolare è solitamente causata da anomalie genetiche, attacchi cardiaci o danni al muscolo cardiaco.

Se i segnali dal nodo SA non risalgono attraverso il nodo AV e negli atri per contrarsi, cominceranno a diffondersi in entrambi i ventricoli in un ritmo sopraventricolare. Questo farà sì che la frequenza cardiaca salga e scenda lentamente o rapidamente. Questo può portare a mancanza di respiro, vertigini e dolore al petto. Di solito è innocuo, ma può portare a problemi a lungo termine.

Test Indicativi per Aritmia Ventricolare

L'aritmia ventricolare può essere rilevata con un cateterismo del cardiologo. Test come l'elettrocardiogramma e l'ecocardiogramma possono anche confermare le aritmie ventricolari, così come aiutare a individuare la causa esatta del disturbo.

La diagnosi delle aritmie ventricolari è resa difficile dal fatto che altre condizioni portano a sintomi simili. Per esempio, il dolore al petto può essere causato da un attacco di cuore ma anche da un'embolia polmonare. Perché si dovrebbe fare il test? È normale avere periodi di ritmo sinusale seguiti da aritmie ventricolari che portano all'infarto o alla morte. In particolare, le aritmie cardiache si verificano nel ventricolo destro e sono la causa della morte cardiaca improvvisa. I sintomi delle aritmie ventricolari includono respiro corto e dolore al petto. Se hai aritmie ventricolari, il tuo medico probabilmente testerà il tuo cuore per qualsiasi ritmo anormale, come battiti cardiaci insolitamente veloci o lenti.

Le opzioni di test includono:

- I test per esaminare il sistema elettrico del cuore sono a volte eseguiti contemporaneamente ai test per esaminare come i muscoli della respirazione e del battito cardiaco lavorano insieme. Il medico determinerà se i ritmi anormali sono dovuti a una malattia del muscolo cardiaco (malattia dei canali ionici) o se sono dovuti direttamente a un problema con un muscolo.

- La tecnica utilizzata per questo test è l'elettrocardiogramma. Questo test misura l'attività elettrica del cuore; non rileva effettivamente i segnali del pacemaker. I segnali del pacemaker vengono filtrati e quindi il medico può vedere i piccoli artefatti elettrici che derivano dai normali ritmi sinusali.
- Il test può essere eseguito in vari siti del corpo, ma il sito più comune è il braccio destro.
- I risultati del test indicano la presenza e il tipo di ritmo. Ci sono due tipi di ritmo:
    1. Il normale ritmo sinusale
    2. Tutti gli altri ritmi, compresi i ritmi accelerati o lenti, i battiti ectopici (come le contrazioni ventricolari premature), o le aritmie che possono causare la morte improvvisa.

La causa delle aritmie ventricolari non è sempre nota; tuttavia, questo può essere in parte dovuto alla macchina cuore-polmone (HLM), che viene messa in una persona durante l'aritmia ventricolare. Questo può causare una maggiore richiesta di ossigeno da parte del corpo, che non può essere gestita dal muscolo cardiaco e può portare a ritmi anomali o alla morte improvvisa.

Questo test può essere utilizzato per valutare la funzione dell'onda P del cuore, che di solito è il risultato dell'attività elettrica che ha origine nell'atrio sinistro. L'impulso atriale destro porta a un'onda S nel ventricolo destro. La presenza e la gravità della conduzione aberrante possono causare un'aritmia (con conseguente complesso QRS). Tuttavia, se il ventricolo è elettricamente attivo (aritmie veloci e irregolari), può risultare in un'onda P normale.

L'ECG può rilevare la presenza di aritmie che possono provocare una morte cardiaca improvvisa o danni al muscolo cardiaco. La rilevazione precoce può portare a opzioni di trattamento più efficaci.

L'ecocardiografia, che incorpora il codice colore delle tre derivazioni, sta diventando sempre più popolare come alternativa all'ECG per rilevare le aritmie ventricolari.

Inoltre, il medico chiede la storia familiare per determinare se c'è un forte legame con qualsiasi tipo di disturbo che causa aritmia ventricolare.

Cosa Mostrano i Risultati dei Test per Aritmia Ventricolare?

Il cuore normale batte con uno stimolo elettrico, che innesca la contrazione. Il cuore si contrae per una frazione di secondo e poi si rilassa. Queste contrazioni avvengono ad un ritmo regolare e costante. Se il cuore non si contrae a questo ritmo, o se si contrae ma non si rilassa correttamente tra un battito e l'altro, si dice che ha un'aritmia.

Il medico può dire che i risultati del test sono normali se il cuore batte correttamente al ritmo che dovrebbe, e ogni camera del cuore si contrae ad ogni battito.

Se il cuore batte ad un ritmo troppo lento, o se batte troppo velocemente ed inefficacemente, questo indica un ritmo cardiaco anormale. Il medico cercherà prima l'aritmia o altri problemi nel sistema usando un ECG. I risultati di questo test saranno inviati a un cardiologo per ulteriori analisi.

Se il medico vede un'aritmia, lui o lei, a seconda del problema, raccomanderà ulteriori test o prescriverà dei farmaci.

CAPITOLO 12:

Ritmo/Aritmia Giunzionale

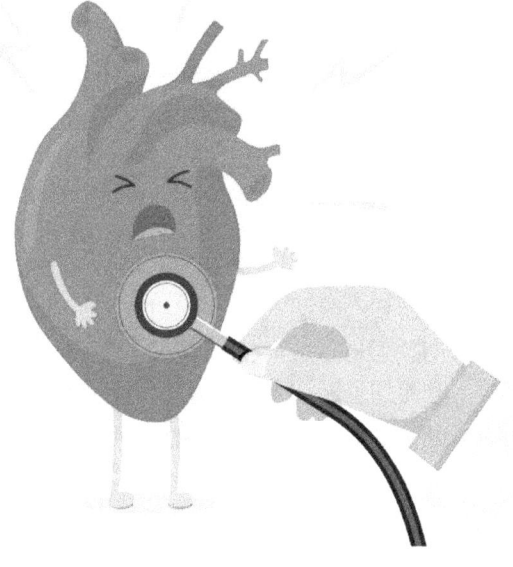

L'aritmia è un tipo di disturbo del ritmo cardiaco in cui alcune parti del cuore battono più velocemente di altre, causando un ritardo anormale tra gli impulsi elettrici inviati a diverse aree del muscolo cardiaco. Il ritmo giunzionale è un tipo che si verifica quando ci sono due fonti separate di attivazione sullo stesso vettore. Una fonte proviene dall'esterno e una dall'interno, come ad esempio due elettrodi situati in camere diverse.

Le due fonti di attivazione sono sullo stesso vettore, ma non provengono dalle stesse cellule. Una fonte si trova all'esterno del cuore nell'atrio, mentre una si trova all'interno della camera. Un esempio di ritmo giunzionale è quando un elettrodo è posto sull'apice e un altro elettrodo è posto nelle vene polmonari. Gli impulsi elettrici sono normali perché entrambi gli elettrodi sono all'interno di una singola camera (in questo esempio, entrambi gli elettrodi sono nell'atrio destro).

Se ci sono due fonti di attivazione sullo stesso vettore ma provenienti da cellule diverse, il risultato è un ritmo giunzionale. Un esempio potrebbe essere quello di due elettrodi posti in camere diverse. Gli impulsi elettrici sono forti e regolari, ma si verificano in tempi irregolari.

I modelli ECG visti nei ritmi giunzionali sono simili ai ritmi sinusali, ma di solito molto più veloci e talvolta più regolari. In quelli con un ritmo cardiaco rapido, di solito, c'è un complesso QRS con una forma ampia e bizzarra che assomiglia a una striscia ECG "affollata". Le onde P possono essere assenti in alcune derivazioni, soprattutto se l'origine è nel nodo AV. Se associato a fibrillazione atriale o flutter, l'onda P sarà assente a volte e irregolare in altri momenti.

Il ritmo giunzionale è un termine improprio. Non è un ritmo vero e proprio, solo una condizione. Succede quando l'elettricità che fa battere il cuore non raggiunge la parte del cuore controllata dall'impulso, il che porta a un corto circuito nel cuore. La condizione è solitamente causata da problemi con il sistema di conduzione del cuore o da problemi con il modo in cui il sistema gestisce l'elettricità e l'ossigeno. Infine, può anche essere causato da una disfunzione del pacemaker nell'atrio.

Tuttavia, non si tratta di un ritmo vero e proprio perché un ritmo è un modello regolare di scarica elettrica che fa battere il cuore. Le aritmie sono modelli irregolari. Può essere diagnosticato da un elettrocardiogramma (EKG), ma è improbabile che si manifesti in uno che non è specificamente alla ricerca di ritmi giunzionali.

Di solito non ci sono sintomi, tranne quando si verifica insieme a un esordio acuto di fibrillazione atriale o di insufficienza degli impulsi. I ritmi giunzionali sono di solito diagnosticati quando si verificano nel corso di un esame medico.

Trattamento/Mantenimento del Ritmo Giunzionale

Il trattamento per il ritmo giunzionale sarebbe l'impianto di pacemaker perché il trattamento per questi ritmi è costituito da dispositivi impiantabili che stimolano il cuore a creare impulsi elettrici. La gestione del ritmo giunzionale è abbastanza simile a quella del ritmo sinusale. Se l'aritmia viene corretta, il ritmo ritorna al ritmo sinusale con una frequenza inferiore a 100 bpm. Poiché i ritmi giunzionali possono accompagnare altri disturbi di conduzione e anche la fibrillazione ventricolare, devono essere trattati come qualsiasi altra aritmia. Il trattamento dipenderà dalla sua origine, dalla frequenza e dal fatto che faccia parte della fibrillazione ventricolare o atriale. Se l'aritmia viene corretta e rimane in ritmo sinusale, si può ricorrere alla cardioversione o alla gestione medica.

La frequenza dei ritmi giunzionali è di circa 100 bpm. Tuttavia, varia da 20 a 300 bpm (la media è 110). I ritmi giunzionali possono essere irregolari, soprattutto se si verificano con una frequenza cardiaca rapida (superiore a 100 battiti/minuto).

I ritmi giunzionali non richiedono un trattamento, ma il paziente dovrebbe essere monitorato per scoprire se si tratta di un ritmo normale. Questo è importante perché i ritmi giunzionali veloci sono stati collegati alla morte improvvisa.

Il trattamento è estremamente efficace nel prevenire o eliminare il ritmo giunzionale o le sue conseguenze. Questa procedura è nota come ablazione con catetere. L'ablazione con catetere distrugge il percorso elettrico verso il cuore, sostituendolo con una cicatrice che non contiene percorsi verso il cuore. Questa procedura funziona bene per le persone che hanno avuto un falso ECG positivo, quelle con un rischio di morte imminente e gli atleti che richiedono l'impianto permanente di pacemaker cardiaci. È anche efficace nella tachicardia ventricolare polimorfica catecolaminergica (CPVT), anche se CPVT è un termine più vecchio per questa condizione. Il trattamento del ritmo giunzionale può avvenire con l'utilizzo di ablazione a radiofrequenza, ablazione con crioballoon, ablazione con catetere, impianto di stent e stimolazione nervosa elettrica percutanea (PERN).

CAPITOLO 13:

Malattie Cardiovascolari Comuni

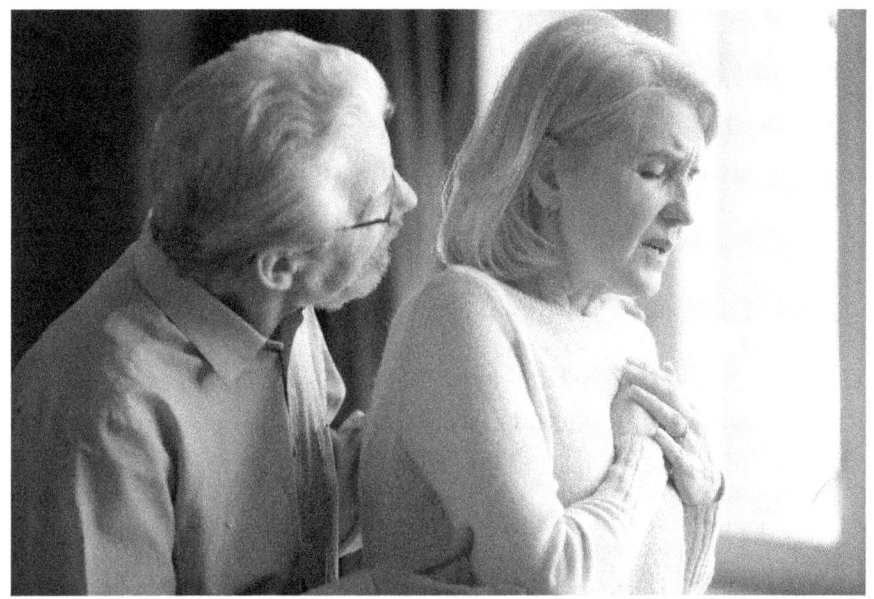

Arteriosclerosi/Aterosclerosi

L'aterosclerosi è una forma di malattia cardiaca che colpisce principalmente il sistema cardiovascolare. Questo ispessimento e indurimento della parete arteriosa colpisce i vasi sanguigni in tutto il corpo e può ridurre o bloccare il flusso di sangue agli organi vitali. Se non trattati, questi depositi possono diventare instabili e rompersi causando gravi conseguenze.

L'aterosclerosi è la malattia infiammatoria cronica che colpisce le arterie. L'aterosclerosi è una forma di malattia cardiovascolare che comporta l'accumulo di depositi di grasso noti come placche, che possono limitare il flusso di sangue e causare un attacco di cuore o un ictus, quando la placca si rompe.

Il termine aterosclerosi deriva dalle parole greche "athere" che significa pappa o porridge e "sclerosi" che significa indurimento.

L'aterosclerosi è una malattia lenta e progressiva, che colpisce tutte le etnie, uomini e donne di tutte le età. È la causa più comune di morte nel mondo.

Come risultato dell'aterosclerosi si sviluppa la placca. La placca si forma da un accumulo di colesterolo e altre sostanze nella parete dell'arteria. Si riconoscono due tipi di placche:

Più della metà dei pazienti con malattia coronarica non hanno nessuno dei fattori di rischio tradizionali per la malattia coronarica come il diabete o la pressione alta.

L'aterosclerosi è un prodotto dell'interazione tra le pareti arteriose infiammate e il deposito di grasso che si traduce in un accumulo di placche. Nel corso del tempo, le arterie diventano sempre più strette, limitando il flusso di sangue. Alla fine, se non trattate, le placche aterosclerotiche possono rompersi e causare un attacco di cuore o un grave ictus.

Malattia della Valvola Cardiaca

La malattia delle valvole cardiache è un termine usato per descrivere qualsiasi condizione che comporta un danno alle valvole del cuore. Le malattie valvolari possono essere rilevate in varie fasi attraverso un esame cardiovascolare annuale e uno screening. Queste malattie e i loro sintomi variano a seconda di quale valvola è colpita, così come l'entità del danno.

Sintomi:

A seconda del tipo di malattia della valvola, i sintomi possono includere gonfiore alle gambe o alle caviglie, mancanza di respiro, affaticamento e dolore al petto. Se la valvola aortica è colpita ed è presente un soffio cardiaco, un medico vorrà determinare che tipo di soffio è presente. Altri test diagnostici come un ECG (elettrocardiogramma) o un ecocardiogramma (ecografia del cuore) possono essere utilizzati per determinare l'entità del danno al cuore stesso.

Fattori di rischio:

L'invecchiamento, il fumo e una storia familiare di problemi alle valvole cardiache o di dolore al petto sono fattori di rischio noti per sviluppare una malattia delle valvole cardiache. Altre cause includono l'aterosclerosi (dovuta all'accumulo di placche) e il calcio nelle arterie coronarie, che può portare al restringimento dei vasi sanguigni che forniscono ossigeno al cuore.

Trattamento:

Il trattamento per la malattia della valvola dipende dal tipo e dalla gravità dei sintomi, così come da qualsiasi condizione sottostante.

Cardiomiopatia

La cardiomiopatia, conosciuta anche come cardiomiopatia dilatativa, è una malattia che compromette il muscolo cardiaco e la sua capacità di pompaggio. Questa malattia ha due tipi principali, la cardiomiopatia ipertrofica e la cardiomiopatia dilatativa. Più specificamente esploreremo i fattori di rischio e i sintomi comuni della cardiomiopatia per fornirti una comprensione di ciò che potresti avere a che fare.

La cardiomiopatia ipertrofica è una malattia che colpisce il muscolo cardiaco in due modi principali. In primo luogo, c'è un allargamento del muscolo cardiaco. In secondo luogo, questa malattia comporta un ispessimento delle fibre muscolari. Il ventricolo sinistro del cuore si contrae in modo tale da spingere il sangue verso tutte le parti del corpo, compresa la pelle e il rivestimento dello stomaco. Questo processo utilizza il movimento tra le camere del cuore e il pompaggio attraverso il ventricolo sinistro per sostenere il flusso di sangue in tutto il corpo.

La cardiomiopatia ipertrofica è una forma di ispessimento delle pareti del ventricolo, che si verifica sia negli atri che nei ventricoli. Questa condizione fa sì che il cuore funzioni meno efficacemente, poiché è più difficile per il sangue passare attraverso le pareti ispessite delle camere. Inoltre, il muscolo cardiaco può diventare rigido e meno elastico, il che indebolisce la sua capacità di pompaggio. L'atrio sinistro si allarga mentre l'atrio destro non si allarga abbastanza per compensare questo aumento di dimensioni. Questo squilibrio causa un aumento della pressione all'interno dell'atrio sinistro, che spinge il sangue fuori dal ventricolo sinistro e nell'aorta. Questo processo può portare a un cuore che è sovraccarico di lavoro e spesso muore per insufficienza cardiaca.

La cardiomiopatia si verifica quando il muscolo cardiaco diventa troppo grande per la sua stessa struttura. In qualsiasi animale può essere a qualsiasi età, ma diventa più comune dopo l'adolescenza (in particolare nelle persone tra i 30 e i 39 anni) ed è visto relativamente spesso nei maschi.

Conclusione

L'importanza dell'ECG nel campo medico è monumentale e non può essere negata da nessuno. Serve per una serie di scopi alle persone che soffrono di condizioni cardiache e, in un certo senso, aiuta a migliorare la qualità complessiva della fornitura di servizi sanitari. Imparare i principi di base dell'ECG è un must perché accelera il processo di aiutare un individuo ad iniziare un trattamento in modo da raggiungere una salute e un benessere ottimali. È un fatto che ci sono un sacco di componenti dell'ECG che richiedono molta pazienza per imparare, in particolare per quanto riguarda i processi di ripolarizzazione e depolarizzazione, la fisiologia cardio, le onde dell'elettrocardiogramma, gli intervalli e i complessi. Tuttavia, una volta che si è in grado di afferrare questi aspetti, ne varrà la pena.

L'ECG è ampiamente utilizzato ed eseguito in vari ambienti e sistemi sanitari in tutto il mondo. Nel Regno Unito, un ECG continuo, di solito sul sistema a cinque derivazioni, viene eseguito per cercare irregolarità del normale ritmo cardiaco. Queste sono chiamate segmenti ST e onde T. Un esempio di ECG clinico anormale sarebbe il blocco di branca o la pausa di conduzione. L'ECG viene solitamente eseguito in due parti: una prima consiste nel prelevare il sangue per le analisi di laboratorio (di solito entro 1-2 ore dalla raccolta); la seconda parte viene eseguita se ci sono ulteriori indizi sulla causa di ulteriori test sono necessari. L'ECG è solitamente registrato nella cartella clinica dell'ospedale o su un foglio che fornisce i dettagli del paziente e si fa una nota di quale ECG è stato fatto. Un altro formato comune per un ECG è se è usato nella ricerca piuttosto che nella medicina clinica. Questo formato di solito comporta la presa di 6-12 derivazioni di un ECG e utilizza un oscilloscopio per tracciare il ritmo e i periodi di riposo (complessi QRS). Queste informazioni ci hanno portato a supporre che l'ECG/EKG venga utilizzato in modo unico in luoghi diversi, il che rende ancor più opportuno impararne le basi. Questo è principalmente perché avere una comprensione più profonda dei principi fondamentali dell'ECG equivale a padronanza e competenza, che porta a una migliore adattabilità.

Ecco alcuni spunti per l'elettrocardiogramma:

1. Un elettrocardiogramma, o ECG, è una tecnica non invasiva che controlla l'attività del cuore. Un ECG registra la forma d'onda prodotta dal flusso di correnti elettriche all'interno del cuore e può anche rilevare eventuali squilibri di corrente al suo interno. Utilizzando una macchina ECG, è possibile monitorare l'attività elettrica del cuore attraverso elettrodi che vengono posizionati su aree specifiche della pelle.
2. Un ECG è un test di screening che può rilevare ritmi cardiaci anomali o cambiamenti nelle proprietà elettriche all'interno del cuore. Un ECG può essere usato per diagnosticare:
   - Malattia coronarica (CAD)
   - Innesti di bypass coronarico (CABG)
   - Displasia aritmogena del ventricolo destro (ARVD) e altre condizioni cardiache ereditate che causano aritmie.
3. Un ECG normale si presenta così:

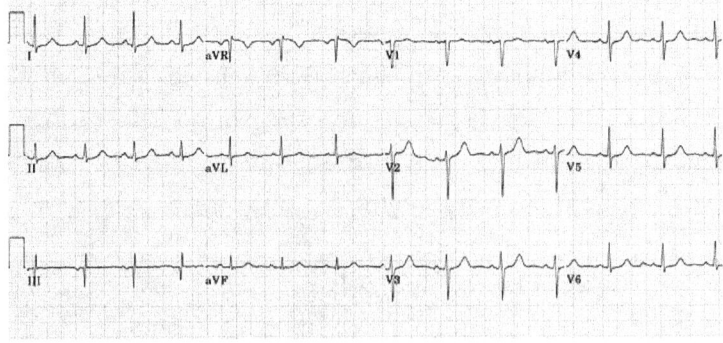

4. Cosa dovresti aspettarti da questo test?

Un ECG richiede solo pochi minuti per essere eseguito. Ti verrà chiesto di sdraiarti su un comodo lettino con le braccia lungo i fianchi. Un tecnico posizionerà dieci piccoli elettrodi su varie aree del petto, delle braccia e delle gambe. Una fascia di gel sarà posta tra il tuo petto e gli elettrodi per mantenere i sensori in posizione mentre ti muovi durante il test. In seguito, un tecnico rivaluterà il suo test ECG e ti darà tutti i risultati o le istruzioni di cui potresti aver bisogno.

www.ingramcontent.com/pod-product-compliance
Lightning Source LLC
Chambersburg PA
CBHW052330220526
45472CB00001B/345